Miriam Herzing

Lernen geht durch den Magen

Miriam Herzing

Lernen geht durch den Magen

Wie Ernährung die geistige Leistungsfähigkeit unserer Kinder beeinflusst

Tectum Verlag

Miriam Herzing

Lernen geht durch den Magen.
Wie Ernährung die geistige Leistungsfähigkeit unserer Kinder beeinflusst

ISBN: 978-3-8288-2622-9

Umschlagabbildung: © somenski | Fotolia.com
Umschlaggestaltung: Heike Amthor | Tectum Verlag

Besuchen Sie uns im Internet
www.tectum-verlag.de

Bibliografische Informationen der Deutschen Nationalbibliothek
Die Deutsche Nationalbibliothek verzeichnet diese Publikation in der Deutschen Nationalbibliografie; detaillierte bibliografische Angaben sind im Internet über http://dnb.ddb.de abrufbar.

Inhaltsverzeichnis

1 Einleitung

1.1 Problemaufriss

Nach dem Aufstehen ohne Frühstück zur Schule, in der Pause eine Milchschnitte oder Wurstsemmel mit Limonade vom Kiosk oder aus dem Automaten und mittags ein Snack von der Imbissbude an der Ecke oder eine Fertigpizza. Am Nachmittag Chips und Süßigkeiten vor dem PC oder Fernseher und abends das erste gemeinsame Familienessen mit den Eltern und Geschwistern. So oder ähnlich sieht heute im Extremfall die Ernährungsrealität vieler deutscher Schüler aus. Die häufigste und naheliegende Folge der Fehlernährung: Übergewicht. Die Weltgesundheitsorganisation spricht hier inzwischen von einer "Epidemie" (WHO 2004, 1). Ärzte und Krankenkassen warnen vor den Folgeerkrankungen, das Forschungsinteresse wächst.

So verwundern die Ergebnisse neuester Studien, die belegen, dass die Ernährungsweise von Kindern und Jugendlichen in Deutschland zunehmend durch ein Übermaß und eine oftmals falsche Zusammenstellung der Nahrung gekennzeichnet ist (vgl. MENSINK et al 2007a), wenig. Auch ein Blick in deutsche Klassenzimmer zeigt oftmals in dieselbe Richtung: Kinder und Jugendliche werden immer dicker.

"Nahrungsaufnahme ist eine unabdingbare Lebensnotwendigkeit" (RKI 2007, 1). Neben ihrer wichtigen kulturellen und sozialen Bedeutung stellt die Ernährung auch einen elementaren Faktor für Wohlbefinden und Lebenszufriedenheit dar. Primär dient sie jedoch dazu, Energie und lebensnotwendige Körperbausteine bereitzustellen und somit die Gesundheit aufrechtzuerhalten und Krankheiten vorzubeugen (vgl. ebd.).

Doch nicht nur auf das Gewicht der jungen und jüngsten Bevölkerungsmitglieder nimmt die zunehmende Fehlernährung Einfluss. Es herrscht wissenschaftlicher Konsens, dass auch zwischen der Ernährung und der Gehirnaktivität ein erheblicher Zusammenhang besteht. Sogenanntes "Brainfood" ist aktuell in aller Munde, dominiert medizinische, psychologische und ernährungsphysiologische Fachzeitschriften sowie komplette Bücher mit Titeln wie "Lern-Vitamine. Besser lernen durch gesunde Ernährung" (VON BETTERAY 2006), "Fit im Kopf für Kinder und Jugendliche: richtig essen, richtig lernen, richtig spielen" (KIEFER et al. 2006) und "Optimale Gehirnnahrung für Kinder: Fit im

Kopf, fit in der Schule, fit im Leben" (HOLFORD/COLSON et al. 2008), die alle dieselbe Botschaft in sich tragen: Essen kann Kindern das Lernen erleichtern, aber auch erschweren.

1.2 Ziel

Ziel dieser Arbeit ist es, mögliche Verbindungen zwischen diesen jeweils isolierten Sichtweisen von Kinderernährung herauszustellen, um einen möglichst ganzheitlichen Blick auf die Zusammenhänge zwischen (Fehl-)Ernährung und Lernen von Schulkindern in Deutschland zu erlangen. Zudem sollen Problematiken innerhalb bestimmter Risikogruppen sowie Kompensations- und Fördermöglichkeiten im schulischen Kontext herausgearbeitet werden. Hierzu dienen sowohl theoretische Erkenntnisse als auch (aktuelle) empirische Studien als Basis.

1.3 Vorgehensweise

Um eine Folie zu schaffen, durch die die komplette Arbeit gelesen werden sollte, stellt das *zweite Kapitel* zunächst die Grundlagen einer idealen Ernährung von Säuglingen, Kindern und Jugendlichen auf Basis der aktuell gültigen und anerkannten Empfehlungen des Forschungsinstituts für Kinderernährung Dortmund vor. Diese schlagen sich einerseits im "Ernährungsplan für das 1. Lebensjahr", andererseits in den "Empfehlungen für die Ernährung von Kindern und Jugendlichen" (vgl. KERSTING et al. 2003) nieder. Da die Voraussetzungen für die gesunde körperliche und geistige Entwicklung eines Kindes bereits im Mutterleib und in der frühesten Kindheit gelegt werden und schon sehr früh eine Prägung von Ernährungsvorlieben stattfindet, befasst sich das Kapitel zudem mit Ernährungsempfehlungen für (werdende) Mütter. Außerdem werden hier mögliche Problematiken infolge einer vegetarischen bzw. veganen Ernährung von Kindern und Jugendlichen dargestellt, die sich im achten Kapitel, unter besonderer Berücksichtigung der Auswirkungen auf das Lernen, wiederfinden. Da die Ernährung in erster Linie Einfluss auf die körperliche Gesundheit von Kindern und Jugendlichen nimmt, jedoch ebenfalls eine essenzielle Voraussetzung für Lern- und Leistungsbereitschaft und -fähigkeit darstellt, werden gesundheitliche Aspekte stets mit berücksichtigt.

Kapitel drei gibt einen Überblick über aktuelle Daten und Fakten zur Ernährung von Kindern und Jugendlichen. Als Basis der Ausführungen dient die von 2003 bis 2006 vom Robert-Koch-Institut (RKI) durchgeführte und bundesweit repräsentative Studie zur Gesundheit von Kindern und Jugendlichen in Deutschland - der Kinder- und Jugendgesundheitssurvey (KiGGS) - speziell dessen Teilmodul EsKiMo (**Er**nährungsstudie als **KiGGS-Mo**dul). Als Vergleichswerte werden hierbei die gültigen Empfehlungen des Forschungsinstituts für Kinderernährung herangezogen.

Da Übergewicht und Adipositas die häufigsten Folgen von Fehlernährung darstellen (vgl. KURTH/SCHAFFRATH ROSARIO 2007), ist dieser Thematik ein gesondertes Kapitel gewidmet (*Kapitel 4*). Es liefert aktuelle Zahlen bezüglich der Prävalenz von Übergewicht und Adipositas, diskutiert mögliche Ursachen und Folgen für die Gesundheit und das Lernen von Kindern und Jugendlichen und gibt erste Hinweise auf besondere Risikogruppen, die für den weiteren Verlauf der Arbeit von besonderer Relevanz sind.

Seit einigen Jahren lässt sich beobachten, dass die Werbeindustrie und die Lebensmittelbranche Kinder und Jugendliche als Marktfaktor entdeckt haben und deshalb versuchen, sie mit unterschiedlichen Mitteln für sich zu gewinnen. Inwiefern dieser Trend an der Zunahme von Fehlernährung und Übergewicht beteiligt ist und infolge dessen zu Schwierigkeiten beim Lernen führen kann, wird im *fünften Kapitel* dieser Arbeit anhand der Thematiken "Lebensmittelwerbung für Kinder", "Kinderlebensmittel" und "Fastfood" genauer beleuchtet.

Um feststellen zu können, wo präventive und intervenierende Maßnahmen besonders vonnöten sind, ist die Identifizierung möglicher Risikogruppen bei der Erforschung der Ernährungsproblematik von besonderer Relevanz. Die *Kapitel 6 und 7* untersuchen deshalb, unter Heranziehung verschiedener Theorien und empirischer Studien, die Ernährungs- und Gesundheitssituation von sozial benachteiligten Kindern und Jugendlichen sowie von solchen mit Migrationshintergrund in Deutschland. Ziel ist es, mögliche Problematiken herauszustellen, die als Grundlage für weitere Überlegungen in den Kapiteln 8, 9 und 10 dienen.

Während Kapitel 2 die Grundpfeiler einer gesunden und ausgewogenen Ernährung für Säuglinge, Kinder und Jugendliche sowie für (werdende) Mütter nach den gültigen Empfehlungen beschreibt, widmet sich das *achte Kapitel* (unter Berücksichtigung der aktuellen Daten und

Fakten) in aller Ausführlichkeit den Auswirkungen der Ernährung auf die kognitive Entwicklung und die geistige Leistungsfähigkeit.

Kapitel neun dient der Zusammenführung der in Kapitel 6, 7 und 8 gewonnenen Erkenntnisse und versucht sich der Frage anzunähern, ob die vergleichsweise schlechtere Ernährung innerhalb der beiden Risikogruppen für das gehäufte Auftreten von Lernschwierigkeiten unter diesen Kindern und Jugendlichen mitverantwortlich gemacht werden kann. Diese Frage wird insbesondere auf Basis sonderpädagogischer Literatur genauer verfolgt.

Da sich die Arbeit nicht mit einer alleinigen Darstellung der Problematik zufriedengeben möchte, schließt sie im *zehnten Kapitel* mit einer Diskussion der Kompensations- und Fördermöglichkeiten im schulischen Kontext - auch hier unter besonderer Berücksichtigung der beiden Risikogruppen.

2 Empfehlungen zur Ernährung von Kindern und Jugendlichen

2.1 Gesunde Ernährung von Anfang an

"Kinder sind keine kleinen Erwachsenen. Das betrifft besonders die Ernährung. In keiner Phase des Lebens ist eine gesunde Ernährung so wichtig wie in der Kindheit" (ALEXY/KERSTING 1999, 7).

Bezüglich der Auswirkungen und der gesundheitlichen Bedeutung der Ernährung "gelten Kinder und Jugendliche als eine besonders sensible und deshalb speziell zu beobachtende und zu begleitende Gruppe" (MENSINK et al. 2007a, 1).

Ihr Nährstoffbedarf ist in Relation zu ihrem Körpergewicht höher als der von Erwachsenen. Deshalb benötigen sie eine nährstoffdichtere Ernährung. Außerdem entwickeln sich in diesem Lebensabschnitt ihr Geschmack und somit Präferenzen für bestimmte Lebensmittel. Ihr Ernährungsverhalten wird dabei vor allem durch den regelmäßigen Konsum bestimmter Nahrungsmittel sowie durch ihr soziales Umfeld geprägt. Da das Immunsystem von Kindern noch nicht vollständig ausgereift ist, sind sie besonders anfällig für die Auswirkungen von Schadstoffbelastungen und Kontaminierungen von Lebensmitteln mit Krankheitserregern. Dies ist besonders hinsichtlich der teilweise noch mangelnden Erfahrung zum hygienischen Umgang mit Lebensmitteln von Bedeutung (vgl. ebd., 1).

Besonders in den Phasen der Kindheit und Jugend werden "die Grundlagen für die Prävention ernährungsmitbedingter Krankheiten gelegt" (ALEXY/KERSTING 1999, 1).

Umso wichtiger ist es, dass Forschungsinstitute und Ernährungsexperten sich mit der Frage beschäftigen, wie eine gesunde und ausgewogene Ernährung von Kindern und Jugendlichen aussehen sollte, um ihren Nährstoffbedarf optimal zu decken. Nur so können sie vor durch Fehlernährung verursachte Zivilisationskrankheiten bewahrt werden, die epidemiologischen Studien zufolge hauptsächlich auf die "überreichliche [...] Ernährung in den westlichen Industriestaaten" (ALEXY/KERSTING 1999, 107) zurückzuführen sind. Hierzu zählen u.a. Osteoporose, Übergewicht und Adipositas, koronare Herzkrankheiten, Diabetes, Gicht, Karies, verschiedene Darm- sowie Tumorerkrankungen (vgl.

ebd., 107). Des Weiteren ist ein ausgewogener Nährstoffmix Grundvoraussetzung für ihre körperliche und geistige Leistungsfähigkeit (dazu ausführlich Kapitel 8).

Das Forschungsinstitut für Kinderernährung in Dortmund (FKE), das 1964 als "Forschungsstelle für die Ernährung der Säuglinge, Klein- und Schulkinder" (KERSTING et al. 2003, 7) eingerichtet wurde, arbeitet deshalb mit dem Ziel, Ernährungskonzepte für Säuglinge, Kinder und Jugendliche zu entwickeln, die zum einen die Gesundheit und Entwicklung im Wachstumsalter fördern und zum anderen chronischen Krankheiten im Erwachsenenalter vorbeugen (vgl. ALEXY/KERSTING 1999, 7). Ebenso dienen sie, wie der weitere Verlauf dieser Arbeit (v.a. Kap. 8) zeigen wird, sowohl der kognitiven Entwicklung als auch der optimalen Ausschöpfung der geistigen Potenziale der Kinder. Derartige Konzepte bilden die notwendige Basis einer "wissenschaftlich begründeten Ernährungsberatung" (ALEXY/KERSTING 1999, 7). Von 1978 bis 1998 erfolgte die Förderung des Forschungsinstituts durch das Bundesministerium für Gesundheit und das Ministerium für Wissenschaft und Forschung des Landes Nordrhein-Westfalen. Das Ministerium für Wissenschaft und Forschung des Landes NRW unterstützt das Institut seit 1999. Rechtsträger ist die Fördergesellschaft Kinderernährung e.V. (vgl. KERSTING et al. 2003, 13).

Das FKE ist aktiv daran beteiligt, gewonnene Forschungsergebnisse durch die Entwicklung von Ernährungsplänen in die Praxis umzusetzen. Hierbei handelt es sich um den "Ernährungsplan für das 1. Lebensjahr" sowie um die "Optimierte Mischkost optimiX" für Kinder und Jugendliche. Positiv zu vermerken ist zudem, dass das FKE seine Arbeitsergebnisse auch an verschiedene Multiplikatoren des Gesundheitssystems weitergibt. Dies geschieht u.a. durch Fachberatungen, wissenschaftliche Vorträge, Fortbildungen von Ernährungsberatern, Ärzten und Studenten. Außerdem ist eine eigene Broschürenserie Teil der Ernährungsberatung des FKE (vgl. KERSTING et al. 2003, 14).

Im Folgenden werden die Empfehlungen zur Ernährung von Säuglingen, Kindern und Jugendlichen des Forschungsinstituts für Kinderernährung vorgestellt und durch weitere Empfehlungen zur Ernährung von Kindern in Deutschland ergänzt – z.B. durch Empfehlungen der Deutschen Gesellschaft für Ernährung (DGE), des Staatsinstituts für Frühpädagogik (IFP) und der Landesinitiative bewusste Kinderernährung Baden-Württemberg (BeKi). Da wesentliche Grundlagen für ein gesundes Wachstum und eine gesunde kognitive Entwicklung des Kindes bereits im Mutterleib gelegt werden, wird anschließend außerdem das Thema "Ernährung der Mutter während Schwangerschaft und Stillzeit" behandelt.

2.2 Die Ernährung von Säuglingen und Kleinkindern

"Ernährung bedeutet, besonders für Säuglinge, mehr als nur die Deckung ernährungsphysiologischer Bedürfnisse" (KERSTING et al. 2003, 40). Vor allem in diesem Alter erfährt das Kind auch Nähe und Geborgenheit über die Ernährung. Es erweitert seine sensorischen Eindrücke, entdeckt schrittweise seine Umwelt und entwickelt seine Fähigkeiten, zu denen im Wesentlichen auch die Essfertigkeiten zählen (vgl. PRZYREMBEL 2002, 17f.).

Das Forschungsinstitut für Kinderernährung hält es deshalb für besonders wichtig, für die Säuglingsernährung ganzheitliche Konzepte zu erstellen, die "neben dem ernährungsphysiologischen Bedarf auch die entwicklungsphysiologischen Bedürfnisse im Verlauf des 1. Lebensjahres berücksichtigen und möglichst praktisch in Form von Lebensmitteln und Mahlzeiten formuliert" (KERSTING et al. 2003, 40) sind.

2.2.1 Der "Ernährungsplan für das 1. Lebensjahr"

Unter Berücksichtigung der wissenschaftlichen Empfehlungen für Nährstoffzufuhr und Prävention entwickelte das FKE in Zusammenarbeit mit der Ernährungskommission der Deutschen Gesellschaft für Kinderheilkunde und Jugendmedizin den sogenannten "Ernährungsplan für das 1. Lebensjahr". Dieser stellt "ein ganzheitliches Ernährungskonzept [dar], das sich seit Jahren in der Ernährungsberatung in Deutschland praktisch bewährt hat" (KERSTING et al. 2003, 40) und u.a. auch von der Nationalen Stillkommission empfohlen wird (BfR 2004, 1).

Der "Ernährungsplan für das 1. Lebensjahr" gliedert sich in 3 Abschnitte: Das "ausschließliche Stillen in den ersten (4-) 6 Monaten", die "Einführung der Beikost ab dem (5.-) 7. Monat" und die "Einführung der Familienkost ab dem 10. Monat" (KERSTING et al. 2003, 40). Diese Phasen sind auf die Entwicklung des Energie- und Nährstoffbedarfs sowie auf die motorischen und neurophysiologischen Fähigkeiten des Säuglings zugeschnitten und dienen als Orientierungen mit gewissen Spielräumen entsprechend der individuellen Entwicklung des Kindes (vgl. ebd., 40; ALEXY/KERSTING 1999, 112).

Für die *ersten 6 Lebensmonate* empfiehlt der Plan, das Kind ausschließlich mit Muttermilch zu versorgen. Diese enthält alle Nährstoffe, die das Baby in dieser Lebensphase für seine körperliche und geistige Entwicklung benötigt (vgl. ALEXY/KERSTING 1999, 112).

Entscheidet sich eine Mutter dazu, nach der Geburt zu stillen, erhöhen sich die Chancen für ein gesundes Leben und eine optimale kognitive Entwicklung ihres Kindes enorm. "Kinder, die gestillt wurden, haben ein stärkeres Immunsystem, sie bekommen nicht so leicht Allergien und neigen, wie jüngste Studien zeigen, weniger zu Essstörungen und Übergewicht. Auch für Diabetes haben sie ein geringeres Risiko" (THORBRIETZ 2002, 120). Außerdem scheint die intellektuelle und neurologische Entwicklung bei gestillten Kindern vorteilhafter abzulaufen als bei denjenigen, die nicht gestillt wurden (vgl. JAIN et al. 2002, 1046ff.). "Muttermilch enthält Nährstoffe, die die Wahrnehmung und die geistige Leistungsfähigkeit des Babys fördern" (FELLMETH 2007, 5). Um welche Nährstoffe es sich dabei im Einzelnen handelt und welche Wirkweisen diesem Phänomen zugrunde liegen, wird detailliert in Kapitel 8 dieser Arbeit erläutert.

Mütter, die hingegen freiwillig oder unfreiwillig auf das Stillen verzichten, sollten ihr Kind ebenfalls binnen der ersten sechs Monate nur mit spezieller Säuglingsmilchnahrung ernähren. Auch diese enthält in den meisten Fällen die wertvollen in der Muttermilch enthaltenen Nährstoffe (LCP-Fettsäuren), die "in den ersten Lebensmonaten die Entwicklung von Gehirn, Nervensystem und Sehvermögen des Säuglings" (FELLMETH 2007, 7) fördern. Eine fachliche Bewertung der zahlreichen Säuglingsmilchprodukte wurde von der Landesinitiative Bewusste Kinderernährung des Landes Baden-Württemberg erstellt (vgl. FELLMETH 2007, 7).

Da Milch allein den Energie- und Nährstoffbedarf eines Kindes ab dem 5. bis 7. Monat nicht mehr ausreichend decken kann, empfehlen das FKE und die Nationale Stillkommission *ab dem zweiten Lebenshalbjahr* die Einführung von Beikost. Diese beinhaltet "alle Lebensmittel in der Ernährung von Säuglingen außer Muttermilch und Säuglingsmilchnahrung" (ALEXY/KERSTING 1999, 113).

Ab diesem Alter erlischt beim Kind der Saug-Schluck-Reflex und es ist in der Lage, vom Löffel zu essen. Da es seine Kopfhaltung vor dieser Lebensphase noch nicht selbstständig kontrollieren und auch noch nicht aufrecht sitzen kann, wäre eine frühere Einführung von Beikost unphysiologisch (vgl. Kersting et al. 2003, 42). Zudem erhöht sich, nach einer Langzeitstudie von Fergusson et al. (1990, 543ff.), durch zu frühe Ernährung mit Beikost das Risiko für Allergien und Ekzeme beim Kind. Diese sind bekanntermaßen meist begleitet von Schmerzen, Juckreiz, Atemnot und körperlicher Schwächung (vgl. Bergeest 2006, 87). Bei betroffenen Kindern kann es später infolge derartiger (chronischer) Belastungen u.a. "zu kognitiven Regressionen mit dem zeitweiligen Verlust höherer Leistungen wie Sprache und Abstraktionsvermögen kommen; Angst und Stress verhindern die Aufnahme von Information" (ebd., 88). Außerdem können Schmerzen und Juckreiz z.B. bei Kindern und Jugendlichen mit Neurodermitis zu großer Unruhe und Schlafstörungen führen, weshalb sie häufig unausgeschlafen und unglücklich sind (vgl. ebd., 93) und auf diese Weise beim Lernen in der Schule oder zuhause beeinträchtigt werden (vgl. Spitzer 2007, 126). Die Landesinitiative Bewusste Kinderernährung Baden-Württemberg (BeKi) plädiert deshalb dafür, Lebensmittel, auf die ein Kind allergisch reagiert, konsequent aus dessen Ernährung zu streichen (Fellmeth 2007, 19).

Die Milchmahlzeiten des Kindes werden im Laufe des zweiten Lebenshalbjahres schrittweise durch drei Beikostmahlzeiten ersetzt. Dabei spielen bei der Auswahl der Lebensmittel und bei der Gestaltung der Mahlzeiten nicht nur ernährungs- und entwicklungsphysiologische Aspekte eine Rolle, sondern auch "nationale, kulturell geprägte Ernährungsgewohnheiten" (Kersting et al. 2003, 42). In deutschsprachigen Ländern wird die Beikost meist durch eine Gemüse-Kartoffel-Fleisch-Mahlzeit eingeführt, auf die eine kalziumreiche Milch-Getreide-Mahlzeit und ein proteinarmer Getreide-Obst-Brei zur Ergänzung der Nährstoffzufuhr folgen. Die Beikost besteht insgesamt aus wenigen, nährstoffreichen Lebensmitteln, die sich wie ein Baukastensystem zu einer ausgewogenen Tagesernährung zusammensetzen (vgl. ebd., 42). Die deutschen Referenzwerte für die Nährstoffzufuhr werden somit problemlos erreicht (vgl. Dge 2008).

Mit Ausnahme der Milch, werden als stark allergieauslösend geltende Lebensmittel (z.B. Fisch, Ei, Nüsse) hierbei nicht verwendet. Somit können auch in dieser Hinsicht gefährdete Babys auf diese Weise ernährt werden (vgl. Kersting et al. 2003, 42).

Der vom Forschungsinstitut für Kinderernährung erarbeitete "Ernährungsplan für das 1. Lebensjahr" wurde für die Selbstherstellung von Babykost entwickelt. Allerdings ist auch der Einsatz kommerziell hergestellter Beikost möglich, deren Angebot in Deutschland eine große Anzahl von Produkten beinhaltet. Während bei der kommerziell hergestellten Beikost die "garantierte Rückstandsminderung und der hohe Conveniencegrad" (ebd., 43) von Vorteil sind, gelten bei der Selbstherstellung die "individuell mögliche Begrenzung der Zutaten, die sensorische Qualität und die niedrigen Kosten" (ebd. 43) als vorteilhaft.

Sobald ein Kind in der Lage ist alleine zu sitzen, empfiehlt das BeKi, es in einem Hochstuhl o.ä. ebenfalls am Familientisch zu platzieren. Auf diese Weise erlernt es schon früh ein gutes Essverhalten durch Beobachten und Nachahmen und erwirbt wichtige soziale Fähigkeiten im Umgang mit anderen Menschen. So oft wie möglich gemeinsame Mahlzeiten einzunehmen ist deshalb ratsam (Fellmeth 2007, 20).

"Ungefähr mit dem 10. Lebensmonat ist der Säugling so weit entwickelt, dass er nach und nach an das Familienessen gewöhnt werden kann" (Alexy/Kersting 1999, 113). Die spezielle Säuglingsnahrung kann dabei stufenweise von der normalen Familiennahrung abgelöst werden. Studienergebnisse zeigen jedoch, dass ein Übergang von der Säuglings- auf die Familienernährung in vielen Haushalten erst im Laufe des zweiten Lebensjahres stattfindet (vgl. Kersting et al. 2003, 45).

Neugierige Kinder lassen sich bald nur noch ungern füttern. Aus entwicklungsphysiologischer und -psychologischer Perspektive empfiehlt es sich, dem Kind einen eigenen Löffel zu geben oder es mit den Händen essen zu lassen, solange dies nicht zum Spiel mit dem Essen ausartet. Selbst zu essen macht nicht nur Spaß, es fördert ebenso die geistige und motorische Entwicklung des Kindes, auch wenn es ihm am Anfang noch Probleme bereitet (vgl. Fellmeth 2007, 16).

2.2.2 Flüssigkeitsversorgung

Da ein Säugling während der ersten 4 bis 6 Monate seines Lebens durch die Muttermilch ausreichend mit *Flüssigkeit* versorgt wird, ist eine Zufütterung mit Getränken in dieser Zeit nur an sehr heißen Tagen nötig oder wenn das Kind Fieber hat und schwitzt. Da mit der Beikost, die anschließend eingeführt wird, die Nahrung fester wird, sollte das Kind öfter etwas trinken. Mit der Einführung der Familienkost sollte auf eine regelmäßige, ausreichende Flüssigkeitszufuhr geachtet werden.

Die am besten geeigneten Getränke sind in jedem Alter Trink- und Mineralwasser, die jedoch trotz der garantierten gesundheitlichen Unbedenklichkeit des Leitungswassers durch die deutsche Trinkwasserverordnung im ersten Lebensjahr abgekocht werden sollten. Frucht- und Gemüsesäfte sind stets 1:1 mit Wasser zu vermischen und nicht zum Dauernuckeln geeignet, da der darin enthaltene Zucker Übergewicht begünstigen und die empfindlichen Zähne stark schädigen kann. Selbiges gilt für kommerzielle Säuglingstees in Instantform. In keinem Fall sollten Zucker oder andere Süßungsmittel (wie Honig) dem Getränk beigefügt werden.

Da Kuhmilch dasjenige Lebensmittel ist, das am häufigsten *Allergien* auslöst, ist ihre Verwendung im ersten Lebensjahr umstritten. Vor allem für allergiegefährdete Säuglinge empfiehlt sich eher die Ernährung durch Muttermilch oder eine HA-Nahrung als Muttermilchersatz (vgl. ALEXY/KERSTING 1999, 127 ff.).

2.3 Die Ernährung von Kindern und Jugendlichen

Folgt man den Empfehlungen des Forschungsinstituts für Kinderernährung, so ist es ab dem vollendeten ersten Lebensjahr an der Zeit, Kinder an das normale Familienessen zu gewöhnen. Im Gegensatz zur Säuglingsernährung, die relativ viel Fett enthält, um den hohen Energiebedarf in diesem Alter zu decken, sollte die sogenannte Präventionsernährung, die ab dem Kindesalter stattfindet, eher fettarm gestaltet sein, um das Kind vor späteren Gesundheitsschäden zu bewahren.

Während in der Säuglingsernährung bewusst nur wenige Lebensmittel verwendet werden, um u.a. das Allergierisiko zu vermindern, sollten Kinder ab dem ersten Lebensjahr eine Vielfalt an Lebensmitteln kennenlernen, um ihren Geschmack zu schulen und um eine ausgewogene und präventiv günstige Nährstoffzufuhr zu erreichen.

Mit der Teilnahme des Kindes am Familienessen erlernt es automatisch Esskultur und Tischsitten, die in seiner Familie üblich sind und die im Erwachsenenalter schließlich als selbstverständlich erlebt werden (vgl. KERSTING et al. 2003, 51). Auch die Grundregeln für ein respektvolles

Miteinander, wie einander zuhören, sich gegenseitig ausreden lassen und Anteil zu nehmen, werden dabei vermittelt (vgl. BeKi-Info 1).

Neben dem Beitrag, den die Ernährung zum sozialen Lernen der Kinder und Jugendlichen leistet, spielt sie (wie in Kapitel 8 ausführlich erläutert wird) gerade im Schulalter eine wichtige Rolle hinsichtlich der optimalen Entfaltung ihres geistigen Potenzials. Schüler, die sich gesund und ausgewogen ernähren, lernen besser. Kinder und Jugendliche deshalb frühzeitig an eine gesunde Ernährungsweise zu gewöhnen, die sowohl ihrer körperlichen als auch ihrer geistigen Leistungsfähigkeit zuträglich ist, ist deshalb besonders wichtig (vgl. Kersting et al. 2003, 51).

2.3.1 Die Optimierte Mischkost "optimiX"

Eine kindgerechte Ernährung ist durch zahlreiche Anforderungen charakterisiert. "Sie liefert ausreichend Nährstoffe, das heißt, sie ist vollwertig. Der Energiegehalt ist dem kindlichen Bedarf angepasst. Sie berücksichtigt Lebensmittel, die Kinder besonders gern mögen. Sie lässt sich ohne großen zeitlichen und finanziellen Aufwand verwirklichen [und] sie lässt kleine "Extras" wie Kuchen oder Süßigkeiten zu" (Donig 2007).

Um die genannten Ansprüche zu erfüllen, entwickelte das Forschungsinstitut für Kinderernährung die sogenannte "Optimierte Mischkost - optimiX", die ein Konzept zur gesunden Ernährung von Kindern, Jugendlichen und Familien darstellt und sich unmittelbar an den "Ernährungsplan für das 1. Lebensjahr" anschließt.

Die Optimierte Mischkost kann über die gesunde Ernährung in der Familie hinaus auch für Menschen mit Behinderung eingesetzt werden (vgl. Alexy et al. 2008). Außerdem eignet sie sich für die Gemeinschaftsverpflegung in Kindertagesstätten und Ganztagsschulen (vgl. Kersting/Clausen 2008). Letzteres wird in Kapitel 9 dieser Arbeit eingehend behandelt.

Die Arbeitsgemeinschaft Adipositas im Kindes- und Jugendalter empfiehlt optimiX darüber hinaus auch für die Adipositastherapie (vgl. Fuchs o.J., 3).

2.3.1.1 Nährstoffzufuhr mit optimiX

Die in der Optimierten Mischkost verwendeten Lebensmittel werden anhand des "Ernährungskreises" der Deutschen Gesellschaft für Ernährung ausgewählt. Im DGE-Ernährungskreis werden die Lebensmittel in sieben Gruppen unterteilt. Die unterschiedlich großen Kreissegmente symbolisieren die Wichtigkeit der jeweiligen Nährstoffgruppe für eine ausgewogene Ernährung. Die Berechnung dieser Sequenzgrößen erfolgte anhand der Referenzwerte für die Nährstoffzufuhr der Fachgesellschaften für Ernährung aus Deutschland (D), Österreich (A) und der Schweiz (CH), kurz D-A-CH-Referenzwerte genannt. "Bei den Referenzwerten handelt es sich, mit Ausnahme der Richtwerte für die Energiezufuhr, um Mengen, von denen angenommen wird, dass sie nahezu alle Personen der jeweils angegebenen Bevölkerungsgruppe vor ernährungsbedingten Gesundheitsschäden schützen und bei ihnen für eine volle körperliche und geistige Leistungsfähigkeit sorgen. Darüber hinaus sind sie dazu bestimmt, eine gewisse Körperreserve zu schaffen, die bei unvermittelten Bedarfssteigerungen sofort und ohne gesundheitliche Beeinträchtigungen verfügbar ist" (DGE 2000 zit. nach MENSINK et al. 2007, 38).

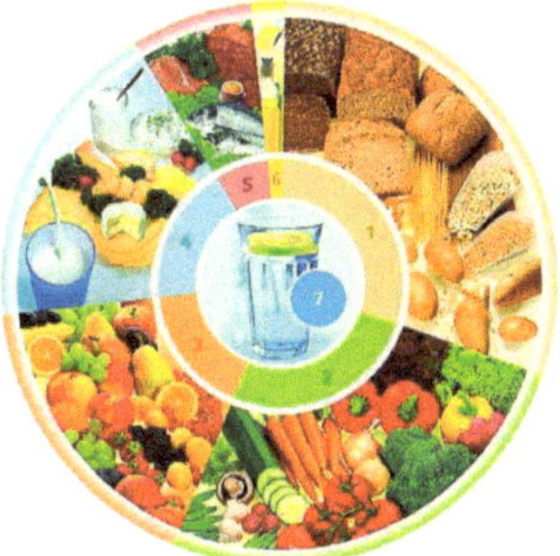

Abbildung 1: DGE-Ernährungskreis (Quelle: AOK 2008, 6)

In der Optimierten Mischkost liefern komplexe Kohlenhydrate (v.a. aus Getreide, Kartoffeln, Obst) den größten Teil der Nahrungsenergie (54 %). Weitere 32 % bestehen aus hauptsächlich pflanzlichem Fett und die restlichen 14 % der Energie aus Protein, zur einen Hälfte aus tierischen Lebensmitteln (Fleisch, Fisch, Eier, Milch), zur anderen aus pflanzlichen (Getreide, Hülsenfrüchte, Kartoffeln) (vgl. ALEXY/KERSTING 1999, 130).

Die Mahlzeiten in der Optimierten Mischkost sind, unter Berücksichtigung der Empfehlungen für die jeweilige Altersgruppe, zur Selbstherstellung vorgesehen (vgl. Kersting et al. 2003, 70). Die empfohlenen Lebensmittelverzehrsmengen für die jeweilige Altersstufe (vgl. Anhang 1) müssen nicht jeden Tag genau eingehalten, sondern sollten etwa im Durchschnitt einer Woche erreicht werden. Außerdem ist zu beachten, dass die individuellen kindlichen Ansprüche stark differieren. Faktoren wie Körpergröße, Lebhaftigkeit und Bewegungsdrang, aber auch das Geschlecht beeinflussen hier den Bedarf. "So benötigen ruhige und für ihr Alter kleine und zarte Kinder weniger Energie und damit auch weniger Lebensmittel als gleichaltrige lebhafte, sportliche und für ihr Alter große Kinder. Jungen benötigen meist mehr Energie als Mädchen" (Alexy/Kersting 1999, 131). Um der Entwicklung einer Überernährung entgegenzuwirken, ist es außerdem ratsam, Kinder selbst über ihre Essensmenge entscheiden zu lassen und sie nicht dazu zu zwingen, ihren Teller leer zu essen (vgl. Birch/Fisher 1998, 545). Zwar haben sie am Anfang noch oft Probleme dabei, Portionsgrößen richtig einzuschätzen und nehmen sich deshalb meist mehr, als sie essen können, doch sie trainieren dabei ihr Körpergefühl und lernen zu spüren, wann sie satt sind (vgl. BeKi-Info 1). Außerdem sollte bedacht werden, dass das Kind ein angeborenes, natürliches Hunger- und Sättigungsgefühl hat, das von Tag zu Tag variiert. Wenn es folglich an manchen Tagen wenig Hunger hat, sollte dies akzeptiert und das Kind nicht zum Essen gezwungen werden (vgl. Fellmeth 2007, 21).

- Für den Alltag empfiehlt es sich, drei einfache Regeln zu befolgen, die die Basis von optimiX bilden: pflanzliche Lebensmittel und Getränke reichlich,
- tierische Lebensmittel *mäßig*,
- fett- und zuckerreiche Lebensmittel *sparsam* (vgl. Kersting et al. 2003, 72).

2.3.1.2 Lebensmittelauswahl in optimiX

Zur Lebensmittelauswahl innerhalb der drei Lebensmittelgruppen sind nur wenige Empfehlungen nötig.

In der Optimierten Mischkost spielt eine reichliche *Flüssigkeitszufuhr* eine große Rolle. Geeignet sind hier (wie auch bei der Ernährung von Säuglingen und Kleinkindern) v.a. energiefreie Getränke. Gesüßte Getränke sind aufgrund ihres hohen Zucker- und Energiegehalts zu meiden. Ebenso süßstoffhaltige Getränke, da sich Kinder leicht an den Geschmack gewöhnen und dann weniger süße Getränke eher ablehnen. Milch ist aufgrund seiner hohen Energiedichte ebenfalls kein sinnvoller Durstlöscher, sondern eher eine Zwischenmahlzeit (vgl. KERSTING et al. 2003, 70). Auf die essenzielle Bedeutung des Trinkens für die kognitive Leistungsfähigkeit von Kindern und Jugendlichen wird in Kapitel 8.2.7 detailliert eingegangen.

Getreide, Getreideprodukte und *Kartoffeln* zählen aufgrund ihres hohen Anteils an komplexen Kohlenhydraten zu den für die Energiegewinnung wichtigen und gut sättigenden Grundnahrungsmitteln und sollen deshalb bei optimiX reichlich verzehrt werden. Besonders die vitamin- (B1, B7, u.a.), mineralstoff- (Magnesium, Eisen, u.a.) und ballaststoffreichen Vollkornprodukte sollten mindestens die Hälfte der täglich verzehrten Getreidemenge ausmachen. Auch Reis und Nudeln sollten als Vollkornprodukte konsumiert werden (vgl. DONIG 2007; MENSINK et al. 2007a, 53).

Gemüse und *Obst* (einschließlich Hülsenfrüchte) sind aufgrund ihres hohen Gehalts an Vitaminen, Mineral- und Ballaststoffen, ihrer Vielzahl an gesundheitsfördernden sekundären Pflanzenstoffen und ihrer Kalorienarmut unverzichtbare Bestandteile einer täglichen Vollwerternährung (vgl. DONIG 2007). Fünfmal täglich Obst oder Gemüse empfiehlt die Deutsche Gesellschaft für Ernährung. Das Forschungsinstitut für Kinderernährung rät, möglichst frisches oder tiefgekühltes Obst und Gemüse zu verwenden, um Nährstoffverluste durch Lagerung gering zu halten. Obst sollte immer roh, Gemüse möglichst häufig roh angeboten werden, v.a. weil Kinder diese Varianten bevorzugen (vgl. KERSTING et al. 2003, 70; DONIG 2007; MENSINK et al. 2007a, 57 f.).

Milch und *Milchprodukte* stellen eine wichtige Kalziumquelle in unserer Ernährung dar und sind u.a. Grundlage für einen gesunden Knochenaufbau. Auch wegen ihres hochwertigen Eiweißes, ihres leicht verdaulichen Fettes sowie der großen Menge an Vitaminen sind sie notwendige Bestandteile der Ernährung von Kindern und Jugendlichen - auch in Hinblick auf ihr Lernen (vgl. Kap. 8). Besonders geeignet sind laut optimiX fettarme Produkte (1,5 % Fett) und Käse bis maximal 45 % F.i.Tr., um der gegenwärtig zu fettreichen Ernährung von Kindern und Jugendlichen entgegenzuwirken. Diese sollten außerdem wenig gezuckert sein (vgl. ALEXY/KERSTING 1999, 140; KERSTING et al. 2003, 70; DONIG 2007).

Die Optimierte Mischkost empfiehlt, zwei- bis dreimal pro Woche *Fleisch* und *Wurst*, maximal zwei *Eier* und mindestens eine *Seefischmahlzeit* zu verzehren. Auf diese Weise werden sowohl hochwertiges Eiweiß als auch Eisen (aus dem Fleisch) in sehr gut verwertbarer Form aufgenommen und außerdem die Versorgung mit Zink und mit Vitamin B gefördert – allesamt Nahrungsbestandteile, die auch für das Lernen und die geistige Arbeit der Heranwachsenden notwendig und wichtig sind (vgl. Kap. 8). Ein zu häufiger Konsum von Eiern und Fleisch würde jedoch einerseits den Fett- und Cholesterinanteil in ungesunder Weise erhöhen, andererseits die Menge pflanzlicher Lebensmittel auf dem Speiseplan reduzieren. Seefisch ist (neben Jodsalz) besonders als Jodquelle unverzichtbar, denn der Jodmangel von Kindern und Jugendlichen ist noch immer ein aktuelles Problem (vgl. Donig 2007, Mensink et al. 2007a, 59 ff.; Thamm et al. 2007).

Ernährungsstudien (vgl. Kap. 3) machen deutlich, dass Kinder immer noch zu viel *Fett* zu sich nehmen, das vornehmlich aus "versteckten" Fetten aus Fleisch, Wurst, Milch, Milchprodukten sowie Süßigkeiten und Gebäck stammt. OptimiX empfiehlt deshalb, hauptsächlich fettarme Wurst- und Käsesorten zu verwenden und *Süßigkeiten* und Kuchen nur in kleinen Mengen zu verzehren. Auch Speisefette sollten möglichst sparsam eingesetzt werden. Als Brotaufstrich eignen sich Butter oder Margarine mit einem hohen Anteil ungesättigter Fettsäuren (Sonnenblumenmargarine, etc.), zum Kochen v.a. Pflanzenöle (z.B. Rapsöl) (vgl. Donig 2007). Die enorme Bedeutung der mehrfach ungesättigten Fettsäuren für die kognitive Entwicklung eines Kindes (bereits im Mutterleib) sowie auf sein tägliches Lernen wird in Kapitel 8 ausführlich thematisiert.

2.3.1.3 Mahlzeiten bei optimiX

Die Optimierte Mischkost kann mit üblichen Gerichten und Lebensmitteln im Alltag leicht umgesetzt werden. Jeder Mahlzeitentyp trägt durch seine unterschiedlichen Nährstoffe zu einer optimalen Ernährung bei. "Die unterschiedlichen Nährstoffprofile der verschiedenen Mahlzeiten des Tages ergänzen sich wie in einem Baukastensystem zu einer Gesamtzufuhr von Nährstoffen, die dem Bedarf von Kindern und Jugendlichen in jeder Hinsicht gerecht wird" (Alexy/Kersting 1999, 132f.). Ein Getränk ergänzt jede einzelne Mahlzeit in der Optimierten Mischkost, um eine ausreichende Flüssigkeitszufuhr sicherzustellen.

OptimiX sieht fünf Mahlzeiten pro Tag vor:

- zwei kalte Hauptmahlzeiten (Frühstück und Abendessen),
- eine warme Hauptmahlzeit (Mittagessen) und
- zwei kleine Zwischenmahlzeiten (zweites Frühstück bzw. Pausenbrot und Nachmittagsmahlzeit).

Während die *kalten Hauptmahlzeiten* vorwiegend aus Brot und Getreideflocken, Milch und Milchprodukten sowie Obst oder Gemüsekost bestehen sollten und somit genügend Kohlenhydrate (49 % der Tageszufuhr) und Ballaststoffe (54 %) aus Getreide, Kalzium (53 %), Vitamin C (41 %) und Folsäure (42 %) liefern, basiert die *warme Mahlzeit* vor allem auf Kartoffeln, Reis oder Nudeln sowie Gemüse oder Salat aus Rohkost. Fleisch wird bei optimiX als Beilage betrachtet und sollte an manchen Tagen komplett durch vegetarische Gerichte auf Basis von Getreide, Kartoffeln oder Hülsenfrüchten ersetzt werden. Einmal pro Woche wird eine Fischmahlzeit empfohlen. Eine auf diese Weise zusammengesetzte warme Mahlzeit versorgt den Körper optimal mit Vitaminen und Mineralstoffen, z.B. Eisen (34 % der Tageszufuhr) aus Getreide und Fleisch, Jod (58 %) aus Fisch, Vitamin B6 (40 %), Magnesium (27 %) und Phosphor (24 %) aus Kartoffeln, Reis und Nudeln.

Die beiden *Zwischenmahlzeiten* aus Obst oder Gemüse ergänzen die tägliche Vitaminzufuhr zum Beispiel durch Vitamin C (28 % der Tageszufuhr). Außerdem können hier Brot und in geringen Mengen auch Süßigkeiten oder Kuchen verzehrt werden, sofern auf eine ausreichende Zahnhygiene geachtet wird (vgl. ALEXY/KERSTING 1999, 133).

Je nach Vorlieben der Familienmitglieder kann das warme Essen mittags oder abends eingenommen werden. Es unterscheidet sich von den anderen Mahlzeiten durch sein Lebensmittelspektrum, durch die Vielfältigkeit in der Zubereitung der Speisen und durch das spezielle Nährstoffmuster (z.B. den Reichtum an Vitaminen und ungesättigten Fettsäuren). Dies sollte vor allem auch bei der Ernährung von Kindern in Tagesstätten oder Schulen berücksichtigt werden (vgl. KERSTING et al. 2003, 73 f.), womit sich Kapitel 10 ausführlich befassen wird.

2.3.2 Ist eine vegetarische Ernährung für Kinder geeignet?

Immer mehr Menschen praktizieren heute eine vegetarische Ernährungsweise. Dass Erwachsene durch eine abwechslungsreiche und ausgewogene vegetarische Ernährung optimal mit allen lebenswichtigen Nährstoffen versorgt werden, ist durch zahlreiche wissenschaftliche Studien belegt. Eine fleischlose Kost wird vor allem aufgrund der zunehmenden Ernährungsproblematiken von Medizinern und Ernährungswissenschaftlern empfohlen, um Gesundheitsrisiken zu minimieren. Inwieweit vegetarische Ernährungsformen jedoch für Kinder geeignet sind, wird kontrovers diskutiert (vgl. LEITZMANN o.J.). Eine wesentliche Rolle spielen hierbei Kenntnisse und Erfahrungen der Eltern, denn "eine vegetarische Ernährung erfordert deutlich mehr Aufmerksamkeit, damit gewährleistet ist, dass ein Kind tatsächlich alle wichtigen Nährstoffe erhält" (HASLAM 2000, 219).

2.3.2.1 Vegetarische bzw. (ovo)laktovegetarische Ernährung

Durch eine ausgewogene vegetarische Ernährungsweise, bei der neben pflanzlichen Lebensmitteln auch Milch und Milchprodukte sowie gegebenenfalls Fisch und Eier abwechslungsreich kombiniert werden, kann der Nährstoffbedarf in allen Altersgruppen ausreichend gedeckt werden. Da eine solche Kost bei einem hohen Anteil komplexer Kohlenhydrate, Ballaststoffe und ungesättigter Fettsäuren eher wenig gesättigte Fettsäuren, Cholesterin und Purine sowie Energie (Kalorien) enthält, ist sie u.a. von Vorteil für die Prävention ernährungsbedingter Zivilisationskrankheiten.

Einzig kritischer Nährstoff bei (ovo)laktovegetarischer Ernährungsweise ist das *Eisen*, da die Bioverfügbarkeit von Eisen aus pflanzlichen Lebensmitteln (2-5 %) und auch Fisch (10 %) wesentlich geringer ist als bei Fleisch (20 %). Das heißt, der Körper kann von dem in tierischer Nahrung enthaltenen Eisen vergleichsweise mehr verwerten. Allerdings kann eine gleichzeitige Aufnahme von Vitamin C die schlechte Verfügbarkeit von Eisen aus pflanzlichen Lebensmitteln erheblich verbessern. Die dazu erforderlichen Mengen an Vitamin C sind bei gesunder Ernährungsweise mit üblichen Lebensmitteln zu erreichen (vgl. LEITZMANN o.J.). Insbesondere für Säuglinge ist Eisenmangel jedoch "ein ernsthaftes Problem, da Eisen nicht nur für die Immunabwehr, sondern auch für die geistige und psychomotorische Entwicklung wichtig ist" (FELLMETH 2007, 10).

Da Milch (und gegebenenfalls Eier und Fisch) viel hochwertiges *Eiweiß* enthalten, ist ein Proteinmangel bei einer vegetarischen Ernährung nicht zu befürchten. Milch und Eier fördern zudem die geringe Bioverfügbarkeit von pflanzlichem Eiweiß (vgl. LEITZMANN o.J.).

Die Empfehlungen des Forschungsinstituts für Kinderernährung Dortmund liefern sowohl im "Ernährungsplan für das 1. Lebensjahr" als auch in der "Optimierten Mischkost" Hilfen und Ratschläge für Eltern (vgl. KERSTING et al. 2003).

Außerdem existieren zahlreiche Ratgeber und Kochbücher, in denen Eltern Anregungen und Hilfen zur fleischfreien Ernährung ihrer Kinder finden können (z.B. "So schmeckt's Kindern vegetarisch" von Irmela ERCKENBRECHT).

2.3.2.2 Streng vegetarische (vegane) Ernährung

Bei der streng vegetarischen (auch veganen) Ernährungsweise hingegen werden ausschließlich pflanzliche Lebensmittel konsumiert. "Die Gefahr einer unzureichenden Bedarfsdeckung besteht insbesondere während der Kindheit, einer Lebensphase mit hohem Bedarf an essentiellen Nährstoffen" (KASPER 2004, 507). Aufgrund des geringen Energiegehalts dieser Kost kann es zu einer unzureichenden Versorgung mit Energie (wichtig fürs Wachstum) sowie einer Reihe wichtiger Nährstoffe kommen, die auch für das Lernen der Kinder wichtig sind (vgl. Kap. 8). Vor allem der Verzicht auf Milch und Milchprodukte kann - gerade im Kindesalter - eine ausreichende *Kalziumversorgung* behindern.

Auch hinsichtlich verschiedener wichtiger *Vitamine* kann die Versorgung bei einer streng vegetarischen Ernährung hinter den Empfehlungen zurückbleiben. Dies gilt besonders für das Vitamin D, das hauptsächlich in tierischen Lebensmitteln zu finden ist sowie für das Vitamin B2, das der Körper durch Vollkorngetreide und verschiedene Gemüsesorten, vor allem jedoch über Milch, Milchprodukte und Fleisch aufnimmt. Vitamin B12 hingegen ist ausschließlich in tierischen Lebensmitteln enthalten. Eine streng vegetarische Ernährung führt somit in jedem Alter unausweichlich zu Mangelerscheinungen hinsichtlich dieses Vitamins, die umso früher auftreten, je größer der Bedarf und je kleiner die Körperspeicher der betreffenden Person sind (vgl. FKE, o.J.). Ein über einen längeren Zeitraum andauernder B12-Mangel führt bei Kindern im schlimmsten Fall zu "schweren geistigen und körperlichen Entwicklungsstörungen" (WAHRBURG 2003, 51).

Tierisches *Eiweiß* kann der Körper am besten verwerten, da es in seiner Zusammensetzung am ehesten dem körpereigenen Eiweiß entspricht. Die geringe Bioverfügbarkeit von pflanzlichem Eiweiß kann bei streng vegetarischer Ernährung ohne Milch jedoch durch Kombination bestimmter pflanzlicher Lebensmittel (z.B. Getreide und Hülsenfrüchte) erhöht werden. Völliger Verzicht auf tierische Lebensmittel kann besonders im Säuglings- und Kleinkindalter zu Eiweißmangel und Wachstumsstörungen führen, da hier der Eiweißbedarf pro Kilogramm Körpergewicht am höchsten ist.

"Aufgrund der zahlreichen Risiken für die Nährstoffversorgung ist streng vegetarische Ernährung für keine Altersgruppe empfehlenswert. Eine streng vegetarische Ernährung ist für Säuglinge, Kinder und Jugendliche sowie für Schwangere und Stillende strikt abzulehnen" (FKE o.J., 3).

Möchten Eltern ihr Kind, entgegen den Empfehlungen, dennoch streng vegetarisch ernähren, sollten sie versuchen, es durch einen geeigneten Milchersatz mit ausreichend Vitamin B12, Kalzium und Vitamin D zu versorgen. Spezielle Säuglingsmilchnahrungen auf Sojabasis können auch bei älteren Kindern als Kuhmilchersatz verwendet werden. Vegan ernährte Kinder bedürfen während ihrer gesamten Kindheit einer "begleitenden ernährungswissenschaftlichen Beratung und Betreuung" (HASLAM 2000, 221).

2.4 Die Ernährung der Mutter während Schwangerschaft und Stillzeit

2.4.1 Einfluss der mütterlichen Ernährung auf das (ungeborene) Kind

Die ausgewogene Ernährung der Mutter während der Periode der Schwangerschaft und Stillzeit spielt in mehrerer Hinsicht eine sehr wichtige Rolle. Zum einen bildet sie die Basis für die Gesundheit der Mutter sowie für die gesunde körperliche und vor allem geistige Entwicklung ihres Kindes (vgl. Kap. 8.1).

Zum anderen besitzt sie eine prägende Funktion, denn bereits im Mutterleib macht das Kind erste sensorische Erfahrungen mit dem Geschmack des Fruchtwassers, der wiederum durch die Ernährung der Mutter beeinflusst wird. Gleiches gilt später für die Muttermilch. Diese Prägung sorgt – gemeinsam mit genetischen Dispositionen und späteren Erfahrungen – dafür, dass das Kind gewisse Vorlieben und Abneigungen gegen Lebensmittel entwickelt. Eine Mutter, die während der Schwangerschaft und Stillzeit (und auch davor) eine gesunde und abwechslungsreiche Ernährungsweise praktiziert, fördert somit auch nachhaltig die Akzeptanz des Kindes für eine gesunde Ernährung (vgl. MENNELLA et al. 2001).

Neuere Studien zeigen darüber hinaus, dass werdende Mütter, die selbst übergewichtig sind oder die in der Schwangerschaft besonders stark zunehmen, besonders große (makrosome) Kinder mit einem ebenfalls erhöhten Risiko für Übergewicht zur Welt bringen (vgl. BERGMANN et al. 2007, 673).

Somit kommt der mütterlichen Ernährung während der Schwangerschaft (und Stillzeit) in vielerlei Hinsicht eine präventive Funktion zu.

2.4.2 Der Nährstoffbedarf während Schwangerschaft und Stillzeit

Dass eine werdende Mutter während der Schwangerschaft "für zwei" essen muss, ist ein Irrglaube, denn der Energiebedarf ist in dieser Zeit faktisch nur um ca. 650 kcal pro Tag erhöht (vgl. KOULA-JENIK et al. 2006, 329). Eine übermäßige Energiezufuhr würde hingegen zu einer energetischen Überversorgung, verbunden mit einem unverhältnismäßigen Gewichtsanstieg, führen und unterschiedliche Gefahren für Mutter und Kind nach sich ziehen.

Dem nur mäßig erhöhten Energiebedarf während der Schwangerschaft steht allerdings ein um teilweise bis zu 100 % erhöhter Bedarf an einzelnen Nährstoffen (Vitaminen/Mineralstoffen/Spurenelementen) gegenüber (vgl. WASKOW/MÜHLENZ 2002, 17f.; SCHRÖDER 2007).

Grund dafür ist die zusätzlich benötigte Energie, "um das Blut durch den Körper zur Plazenta zu transportieren und das Baby zu versorgen, während es seine Organe und sein Skelett bildet" (vgl. BALASKAS/GORDON 2004, 116). Wie wichtig diese Versorgung auch für die Entwicklung eines gesunden und voll funktionsfähigen Gehirns des Kindes ist, beschreibt Kapitel 8 detailliert. Während der Stillzeit ist der Bedarf an Vitaminen, Mineralien und Eiweiß noch höher als während der Schwangerschaft (vgl. LOTHROP 2000, 207).

Deshalb ist es in der Schwangerschaft und Stillzeit besonders wichtig, vor allem die Qualität der Lebensmittel zu beachten und diejenigen auszuwählen, die bei einem hohen Gehalt an Vitaminen und Mineralstoffen einen eher geringen Kaloriengehalt haben.

Leider erfüllen viele (werdende) Mütter diese Anforderungen an die Ernährung in der Praxis nur unzureichend. Schwangere und auch stillende Frauen bilden deshalb eine Risikogruppe hinsichtlich der Nährstoffversorgung, teilweise zum Nachteil für die gesunde körperliche und geistige Entwicklung ihrer Kinder (vgl. SCHRÖDER 2007).

2.4.2.1 Essenzielle Nährstoffe

Proteine

Am meisten steigt in der Schwangerschaft der Bedarf an Proteinen (Eiweiß), denn sie stellen die wichtigsten Bausteine für die menschlichen Zellen dar und sind wichtiger Bestandteil der Enzyme und Hormone, die den Stoffwechsel steuern. Deshalb spielt hochwertiges Eiweiß eine wichtige Rolle für die Entwicklung eines ungeborenen Kindes. Der Proteinbedarf der werdenden Mutter ist deshalb stark erhöht. Dies gilt auch für die Stillzeit, während der das Kind über die Muttermilch mit genügend Eiweiß versorgt werden muss, damit es sich gut entwickeln und wachsen kann.

Hochwertiges Protein ist vor allem in pflanzlichen Lebensmitteln wie Getreideprodukten, Hülsenfrüchten, Gemüse, Kartoffeln und Nüssen enthalten, aber auch in tierischen Produkten wie Milch und Milchprodukten, magerem Fleisch und Fisch sowie in Eiern (vgl. SCHRÖDER 2007; BALASKAS/GORDON 2004, 122).

Kohlenhydrate (Zucker)

Kohlenhydratreiche Lebensmittel, die im Körper zu Zucker umgewandelt werden, um den Energiebedarf zu decken, sollten in der Schwangerschaft die Hauptenergiequelle darstellen. Zu bevorzugen sind kohlenhydrathaltige Nahrungsmittel, die gleichzeitig Träger wertvoller Begleitstoffe (Vitamine, Mineralstoffe, Ballaststoffe) sind und eine hohe Nährstoffdichte haben. Hierzu zählen v.a. Vollkornbrot, Müsli, Gemüse und Obst, Hülsenfrüchte, Kartoffeln und Salat. Weißmehl, Zucker, Süßwaren und Softdrinks sollten von Schwangeren und Stillenden eher gemieden werden (vgl. SCHRÖDER 2007; ALBRECHT-ENGEL et al. 2003, 27).

Fette

Während der Schwangerschaft ist der Fettbedarf nur leicht erhöht. Wichtiger als die Menge an Fett ist für Schwangere und Stillende hingegen die richtige und bewusste Auswahl der Nahrungsfette. Empfehlenswert sind hier vor allem die sogenannten ungesättigten Fettsäuren, die zum einen nur über die Nahrung aufgenommen werden können und für uns lebensnotwendig (essenziell) sind und zum anderen als Lieferanten der lebenswichtigen fettlöslichen Vitamine A, D und E dienen. Diese ungesättigten Fettsäuren sind vor allem in Pflanzenölen und -margarinen enthalten. Auch Seefisch (Hering, Lachs) enthält wertvolle ungesättigte Fettsäuren (Omega-3-Fettsäuren), die vor allem für die Entwicklung des kindlichen Nervensystems, der Netzhaut und des Gehirns bedeutsam sind (vgl. Kap. 8.1).

Zu meiden sind hingegen harte Pflanzenfette, gesättigte Fettsäuren aus tierischen Nahrungsmitteln (z.B. fette Wurst) sowie die versteckten Fette, die u.a. in Fastfood, Süßigkeiten und sogar in Avocados enthalten sind (vgl. SCHRÖDER 2007).

Vitamine und Mineralstoffe

Der Bedarf an Vitaminen und Mineralstoffen ist in der Zeit der Schwangerschaft und Stillzeit besonders erhöht. Sie dienen als lebenswichtige Schutz-, Aufbau- und Regelstoffe, sind maßgeblich am Ablauf der Körperfunktionen von Mutter und Kind (Nerven, Stoffwechsel, Leistungsfähigkeit) sowie am Aufbau von Zellen, Organen und Knochen beteiligt. Vor allem der Bedarf an Vitaminen A, C, B1, B6 und Folsäure sowie an den Mineralien Eisen, Kalzium Jod und Magnesium ist in diesen Perioden besonders hoch. Eine gesunde und abwechslungsreiche Ernährung ist in den meisten Fällen ausreichend, um den Mehrbedarf zu decken.

Eine Folsäureprophylaxe über Tabletten wird dennoch oft empfohlen, denn neuere Studien zeigen, dass ein Folsäuremangel der Mutter, vor allem in den ersten Monaten der Schwangerschaft, das Risiko kindlicher Fehlbildungen im Bereich der Wirbelsäule und/oder im zentralen Nervensystem erhöht. Dieses Risiko kann enorm reduziert werden, wenn werdende Mütter, möglichst schon vor Beginn der Schwangerschaft, in Absprache mit dem Arzt zusätzlich Folsäuresupplemente einnehmen (vgl. SCHRÖDER 2007; ALBRECHT-ENGEL et al. 2003, 28; WASKOW/MÜHLENZ 2002, 22f.). Der Verbesserung der Folsäureversorgung in der Schwangerschaft widmet sich unter anderem der Arbeitskreis "Folsäure & Gesundheit" (vgl. KÜPPER 2003, 72f.).

Ähnlich verhält es sich mit dem Eisen. Da die Eisenversorgung eine wesentliche Stellung bei der Blutbildung einnimmt und die Eisenversorgung vieler Frauen ohnehin zu gering ist, muss auch hier oft eine ausreichende Versorgung durch die Einnahme von Eisenpräparaten sichergestellt werden.

Auch Calcium und Jod zählen zu den Nährstoffen, die des Öfteren über Ergänzungspräparate zugeführt werden müssen, um eine unzureichende Versorgung der Schwangeren auszugleichen. Ein Mangel an Calcium behindert den Zahn- und Knochenaufbau, während Jodmangel beispielsweise zu Kropfbildung oder sogar Kretinismus (Schwachsinn) beim Neugeborenen führen kann (vgl. SCHRÖDER 2007; ALBRECHT-ENGEL et al. 2003, 28; WASKOW/MÜHLENZ 2002, 22f.).

2.4.2.2 Stoffe, die gemieden werden sollten

Jede Substanz, die von der Schwangeren oder stillenden Mutter aufgenommen wird, gelangt durch die Plazenta oder später durch die Muttermilch in den Blutkreislauf des Kindes, egal ob sie gesund oder schädlich ist (vgl. BALASKAS/GORDON 2004, 130; WASKOW/MÜHLENZ 2002, 36ff.).

Auch wenn ein Großteil der giftigen Stoffe durch Leber und Nieren aus dem Blut der Mutter entfernt werden und somit das Kind nicht beeinträchtigen, sollten ungeeignete Speisen und Getränke sowie unnötige Medikamente gemieden werden. Dies gilt insbesondere für die ersten acht Wochen der Schwangerschaft, denn hier ist das Kind am verletzlichsten (vgl. BALASKAS/GORDON 2004, 130).

Alkoholkonsum kann besonders schwerwiegende Folgen haben. "Kinder von Frauen, die während der Schwangerschaft stark getrunken haben, leiden oft an der so genannten "Alkohol-Embryofetopathie" und sind in vielerlei Hinsicht geschädigt" (ebd., 360). Diese Schädigungen zeigen sich unter anderem in vermindertem oder verzögertem Wachstum, einem zu kleinen Gehirn und geistiger Zurückgebliebenheit sowie in verschiedenen Missbildungen an Organen und Gliedmaßen (vgl. ebd., 360). Neueren Studien zufolge kann auch schon geringster Alkoholkonsum in der Schwangerschaft zu nachweisbaren Hirnleistungsstörungen und geistigen Entwicklungsverzögerungen beim Kind führen (SCHRÖDER 2007).

Medikamente sollten v.a. im ersten Schwangerschaftsdrittel komplett gemieden werden, es sei denn, eine medikamentöse Behandlung der Mutter ist zwingend notwendig. Ähnliches gilt für die Stillzeit, in der ebenfalls besondere Vorsicht geboten ist. "Alle in der Schwangerschaft und Stillzeit eingenommenen Medikamente sollten mit der Hebamme oder dem Gynäkologen abgesprochen sein" (BALASKAS/GORDON 2004, 401).

Zwischen *Nikotinkonsum* während der Schwangerschaft, niedrigem Geburtsgewicht und Plazentainsuffizienz besteht ein seit vielen Jahren bekannter Zusammenhang. "Kinder von Müttern, die in der Schwangerschaft stark geraucht haben, hinken in der Regel in ihrer körperlichen und geistigen Entwicklung hinterher. Die Risiken erhöhen sich, wenn weitere Probleme wie Bluthochdruck oder schlechte Ernährung bestehen" (ebd., 410). Bei Kindern, die nach der Geburt passiv mitrauchen müssen, besteht ein erhöhtes Risiko für Atemwegsinfektionen (vgl. ebd., 410).

Auch auf bestimmte *Lebensmittel* sollte während Schwangerschaft und Stillzeit verzichtet werden. Hierzu zählen vor allem behandelte Lebensmittel und Lebensmittelzusätze, da sie Stoffe enthalten, auf die Babys besonders empfindlich reagieren und durch die Allergien ausgelöst werden können (vgl. ebd., 131). Außerdem sind rohes Fleisch, Weichkäse und Rohmilchprodukte zu meiden, um einer bakteriellen Erkrankung (Toxoplasmose oder Listeriose) zu entgehen, die besonders für geschwächte Menschen und Ungeborene gefährlich sind. Auch Kaffee und schwarzer Tee sollten aufgrund ihres hohen Koffeingehalts nur in sehr geringen Mengen getrunken werden, da sie den Herzschlag des Babys erhöhen (vgl. ALBRECHT-ENGEL et al. 2003, 32). Außerdem sollten Salz, Zucker und Süßstoffe nur wohl dosiert verwendet werden (vgl. BALASKAS/GORDON 2004, 131f.).

3 Daten und Fakten zur Ernährung von Kindern und Jugendlichen

Inwieweit die gültigen Ernährungsempfehlungen von Kindern und Jugendlichen in Deutschland *tatsächlich* umgesetzt werden, prüfte vor einiger Zeit das Robert-Koch-Institut (RKI) im Rahmen seines Kinder- und Jugendgesundheitssurveys "KiGGS".

3.1 Der Kinder- und Jugendgesundheitssurvey (KiGGS)

Der Kinder- und Jugendgesundheitssurvey (KiGGS) wurde vom 15. Mai 2003 bis 6. Mai 2006 vom Robert-Koch-Institut (RKI) durchgeführt und stellt die erste bundesweit repräsentative Studie zur Gesundheit von Kindern und Jugendlichen in Deutschland dar. Das Ziel der Studie bestand darin "umfassende und bevölkerungsrepräsentative Informationen über den Gesundheitszustand von Kindern und Jugendlichen im Alter von 0 bis 17 Jahren in Deutschland zu erheben, bestehende Informationslücken zu schließen und Daten für die Gesundheitsberichterstattung des Bundes, die epidemiologische Forschung sowie für die Konzeption von Präventions- und Interventionsmaßnahmen bereitzustellen" (SCHENK et al. 2008, 8). Finanziert wurde die Studie zum einen vom Bundesministerium für Gesundheit (BMG), zum anderen vom Bundesministerium für Bildung und Forschung (BMBF).

Insgesamt nahmen an der Studie 17.641 Kinder und Jugendliche (8985 Jungen und 8656 Mädchen) im Alter von 0 bis 17 Jahren teil, die per Zufallsprinzip aus den Melderegistern der Einwohnermeldeämter der 167 Studienorte (Samplepoints) ausgewählt wurden. Die Zusammensetzung der endgültigen Stichprobe weist eine hohe Repräsentativität für die Wohnbevölkerung in Deutschland auf. Die Zahl der Probanden mit Migrationshintergrund liegt beispielsweise bei 17%, die der Kinder und Jugendlichen mit einer amtlich anerkannten Behinderung bei 2% (vgl. SCHENK et al. 2008, 10). Aufgrund qualitätsneutraler Ausfälle (z.B. durch mangelnde Beherrschung der deutschen Sprache) sowie der vergleichsweise niedrigen Teilnahmebereitschaft der Migranten musste jedoch zusätzlich eine Aufstockung von Kindern und Jugendlichen ohne deutsche Staatsangehörigkeit vorgenommen werden (vgl. MENSINK et al. 2007a, 4). Dank der dennoch hohen Teilnehmerbereitschaft lag die Teilnehmerquote insgesamt bei 66,6 % und erzielte somit im internationalen Vergleich mit ähnlichen Datenerhebungen ein sehr gutes Ergebnis. 67 % der Nichtteilnehmer (insgesamt 6.124 Personen) erklärten sich dazu bereit, einen Kurzfragebogen auszufüllen. Die dadurch gewonnenen Ergebnisse zeigten, dass die teilnehmenden Kinder und Jugendlichen sich weder hinsichtlich soziodemographischer Daten noch bezüglich ihres Gesundheitszustandes von den Nichtteilnehmern unterschieden (vgl. KURTH et al. 2008, 108 f.).

Im Rahmen von KiGGS "wurden umfangreiche Daten zur körperlichen und psychischen Gesundheit, zum Gesundheitsverhalten, zur körperlichen Entwicklung und zur Lebensqualität von Kindern und Jugendlichen sowie deren Inanspruchnahme von Leistungen des Gesundheitssystems erhoben" (MENSINK et al. 2007a, 2). Das Untersuchungsprogramm setzte sich zusammen aus einer schriftlichen Befragung der Eltern sowie der Probandinnen und Probanden (ab dem Alter von 11 Jahren) selbst mit Hilfe eines umfassenden Fragebogens, aus verschiedenen medizinischen Untersuchungen (u.a. Schilddrüsensonographie) und Tests (z.B. Motorik), einem computergestützten ärztlichen Elterninterview (CAPI) zum Arzneimittelkonsum, sowie einer Blutentnahme und der Sammlung von Spontanurin (vgl. SCHENK et al. 2008, 8; MENSINK et al. 2007a, 6 ff.). Zudem wurde ein Verzehrhäufigkeitsfragebogen ("Was isst du?") eingesetzt, der sich entweder an die Eltern der unter 11-jährigen Kinder richtete oder in einer inhaltlich identischen Version von den Jugendlichen selbst ausgefüllt wurde (vgl. MENSINK/BURGER 2004). Durchgeführt wurde das nach fünf Altersgruppen (0 bis 2, 3 bis 6, 7 bis 10, 11 bis 13 und 14 bis 17 Jahre) differenzierte Untersuchungsprogramm von vier ärztlich geleiteten Untersuchungsteams. Diese setzten sich jeweils zusammen aus Kinderärztin/-arzt, Untersucherin, Interviewer/-in und medizinisch-technischer Assistentin sowie einem Umweltinterviewer (vgl. KURTH et al. 2008, 108). Interne und externe Qualitätssicherungsmaßnahmen begleiteten sowohl die Durchführung der Stichprobenziehung als auch die Feldarbeit (vgl. SCHENK et al. 2008, 8).

Eine Besonderheit der KiGGS-Studie zeigt sich in ihrem modularen Aufbau. In drei zusätzlichen Modulen, die Kooperationspartner des Robert Koch-Instituts mit separater Finanzierung durchführten, wurden die Themen "seelische Gesundheit" (BELLA; 2.863 Teilnehmer/-innen) (vgl. RAVENS-SIEBERER et al. 2007), "motorische Entwicklung und Kompetenz" (MoMo; 4.529 Teilnehmer/-innen) (vgl. OEPPER et al. 2007) und "Umweltbelastungen" (Kinder-Umwelt-Survey; 1.790 Teilnehmer/-innen) (vgl. SCHULZ et al. 2007) vertieft untersucht.

Ein weiteres KiGGS-Modul, das sich speziell mit der Erforschung des Ernährungsverhaltens von Kindern und Jugendlichen beschäftigt und somit für die vorliegende Arbeit von zentralem Interesse ist, wird im Folgenden genauer vorgestellt.

3.2 Ernährungsstudie als KiGGS-Modul (EsKiMo)

3.2.1 Hintergrund und Fragestellung

Bei der Ernährungsstudie als KiGGs-Modul (EsKiMo) handelt es sich um die erste Nachfolgeerhebung des Kinder- und Jugendgesundheitssurveys. Dabei wurden in allen ursprünglichen Samplepoints von KiGGS nochmals Kinder und Jugendliche speziell zu ihrer Ernährung befragt. Finanziert wurde EsKiMo durch das Bundesministerium für Ernährung, Landwirtschaft und Verbraucherschutz, von dem die Initiative zur Durchführung ausging (vgl. MENSINK et al. 2007a, 4).

Da "regelmäßige, repräsentative Informationen zum Ernährungsverhalten, Lebensmittelverzehr sowie zur Nährstoffzufuhr in Deutschland [...] notwendig als Grundlage für Entscheidungen, Maßnahmen und Evaluationen im Bereich der Ernährungs-, Verbraucher- und Gesundheitspolitik" (ebd., 1) sind, wurde bereits in KiGGS der Lebensmittelverzehr der Teilnehmer anhand eines Verzehrshäufigkeitsfragebogens ermittelt. Zwar lieferten die dadurch gewonnenen Ergebnisse Eckdaten, die das Ernährungsverhalten von Kindern und Jugendlichen in Deutschland charakterisieren. Dennoch konnte lediglich ein sehr undifferenziertes Bild über das Ernährungsverhalten und die Nährstoffaufnahme erstellt werden und "keine sehr detaillierten und quantitativen Einblicke gewonnen werden" (MENSINK et al. 2007b, 902). Umfassendere Aussagen in diesem Bereich lieferte beispielsweise die Nationale Verzehrstudie II. Diese erfasste jedoch lediglich den Altersbereich der über 14-jährigen (vgl. BROMBACH et al. 2006).

Aus diesem Grund wurde unter Zusammenarbeit des Robert Koch-Instituts (RKI) und der Fachgruppe Ernährung und Verbraucherbildung der Universität Paderborn EsKiMo geplant und durchgeführt.

Das Ziel der Studie bestand darin, "eine umfassende, repräsentative und aktuelle Bestandsaufnahme der Ernährungssituation von 6- bis 17-Jährigen zu liefern" (MENSINK et al. 2007b, 902). Dies ist wichtig, um Risikogruppen bezüglich Nährstoffaufnahme und Essverhalten in der BRD zu identifizieren und diese als Zielgruppen für Ernährungsaufklärung und weitere Präventionsmaßnahmen zu erkennen (vgl. MENSINK 2007, 1).

Durch die Ankoppelung des Ernährungsmoduls an die Basiserhebung KiGGS werden schließlich "umfangreiche Analysen zum Zusammenhang zwischen Ernährung und Gesundheit möglich" (MENSINK et al. 2007b, 905).

3.2.2 Die Erhebung

Die Erhebungsphase von EsKiMo fand von Januar bis Dezember 2006 mit einer Unterstichprobe der 6- bis 17-jährigen Probanden der Basiserhebung statt (2.506 Teilnehmer/-innen). "Ernährungsverhalten ist aufgrund der vorhandenen Lebensmittelvielfalt sowie der Zeitpunkte, Umstände und Orte, an denen Essen und Trinken stattfinden, eine der komplexesten und am schwierigsten zu erfassenden Verhaltensweisen überhaupt" (MENSINK et al 2007a, 6). Da die Erhebung bei Kindern und Jugendlichen eine besondere Herausforderung darstellt und es bei jüngeren Kindern meist die Eltern sind, die wissen, was ihre Kinder essen und trinken, wurden die Eltern der 6- bis 11-Jährigen gebeten, gemeinsam mit ihrem Kind ein 3-Tage-Verzehrprotokoll zu führen, während die Teilnehmer/-innen ab 12 Jahren persönlich mit Hilfe von DISHES (Dietary Interview Software for Health Examination Studies) zu ihrer Ernährung binnen der letzten vier Wochen befragt wurden und ein weiteres Mal einen bereits bei der Basiserhebung verwendeten Ernährungsfragebogen (Food Frequency Questionnaire) ausfüllen sollten. Ergänzend wurde von den Probanden aller Altersgruppen ein Kurzfragebogen ausgefüllt, um Informationen zu soziodemographischen Daten, Aspekten der Freizeitgestaltung sowie zum Sportverhalten, der Supplementeinnahme, der Verpflegung in der Schule sowie Körpergröße und Körpergewicht zu gewinnen.

Begründet wird der Einsatz unterschiedlicher Erhebungsmethoden für die verschiedenen Altersgruppen dadurch, dass die Beantwortung der Interviewfragen bei DISHES Fähigkeiten und Kenntnisse erfordern, die bei jüngeren Kindern noch nicht ausreichend vorhanden sind, z.B. das "Erinnern an alle verzehrten Lebensmittel, Einschätzen von Portionsgrößen und warenkundliche Kenntnisse zur Beschreibung der Lebensmittel" (MENSINK et al. 2007b, 903).

Beide Erhebungsmethoden haben gleichermaßen Vor- und Nachteile. Das 3-Tage-Verzehrsprotokoll liefert zwar relativ genaue Informationen zu den konsumierten Lebensmitteln und Mengen an den einzelnen Tagen, über den Verzehrsort (zu Hause, bei Freunden, etc.), die Uhrzeit, den Zustand der Lebensmittel beim Einkauf und zur Verpackung und fragt detailliert Angaben über Produkt- und Markennamen, Fettgehalte, Nährstoffanreicherungen und Weiterverarbeitung im Haushalt ab, allerdings beziehen sich diese nur auf einen relativ kurzen Zeitraum.

Das retrospektiv durchgeführte DISHES gibt anhand einer Checkliste, die mit ca. 11.700 Lebensmitteln (v.a. auch Markenprodukten) versehen ist, einen Überblick über die mittelfristig übliche Ernährungsweise in einem Zeitraum von vier Wochen, die besonders in Verknüpfung mit anderen Informationen aus der Basiserhebung KiGGS eine Rolle spielt. Jedoch bietet sie weitaus weniger detaillierte Zusatzinformationen zu den verschiedenen Lebensmitteln (vgl. BAUCH et al. 2006; MENSINK et al. 2007b, 903).

3.2.3 Die Teilnehmer:

Von 2.506 der 4.125 Kinder und Jugendlichen, die das RKI zu EsKiMo eingeladen hatte, konnten auswertbare Daten, bestehend aus 1.234 Ernährungstagebüchern und 1.272 DISHES-Interviews, gewonnen werden. Abzüglich 119 qualitätsneutraler Ausfälle (QNAs) ergab sich somit eine Teilnehmerquote von 63 %. Von QNAs wurde gesprochen, wenn ein angeschriebener Teilnehmer weder telefonisch noch auf dem Postweg erreicht werden konnte (67% der QNAs), wenn Teilnehmer nicht mehr in ihrem ursprünglichen Samplepoint, für den sie aus der KiGGS-Stichprobe gezogen wurden, lebten (19% der QNAs) oder wenn aufgrund sprachlicher Probleme und daraus folgender Verständigungsschwierigkeiten keine Beteiligung möglich war (16 Personen). Nichtteilnehmer brachten meist Zeitmangel als Begründung vor (27 %). Weitere 19% konnten nie erreicht werden, sodass die Gründe für die Nichtteilnahme nicht ermittelt werden konnten (19%) (vgl. MENSINK et al. 2007a, 32 ff.).

"Im Hinblick auf die Repräsentativität der bevölkerungsbezogenen Querschnittsdaten ist es wichtig zu wissen, inwieweit sich Teilnehmer und Nichtteilnehmer in Bezug auf wichtige Merkmale unterscheiden" (SCHNELL 1997, zit. nach MENSINK et al. 2007a, 35). Vor allem ist entscheidend, ob Unterschiede bezüglich des Ernährungsverhaltens zu vermuten sind.

Während sich bei der Aufteilung von Deutschland in die Regionen Ost (einschließlich Berlin) und West kein erheblicher Unterschied in der Teilnahmebereitschaft zwischen den Regionen zeigt, ist ein klarer Unterschied zwischen den teilnehmenden Probanden und den Nichtteilnehmern im Sozialstatus erkennbar. "Kinder und Jugendliche mit niedrigem sozialen Status sind signifikant häufiger unter den Nichtteilnehmern zu finden als die mit mittlerem und hohem sozialen Status" (Mensink et al. 2007a, 36). Verschiedene andere Studien (vgl. Neller 2005) sowie die Basiserhebung KiGGS (vgl. Kamtsiuris et al. 2007a) zeigten diesbezüglich ähnliche Trends.

Auch hinsichtlich der Übergewichtsprävalenz sind kleine Unterschiede, zusammenhängend mit der unterschiedlichen Beteiligung der Sozialgruppen, erkennbar. "Übergewichtige und Adipöse sind etwas weniger unter den Teilnehmern vertreten als unter den Nichtteilnehmern" (Mensink et al. 2007a, 37). Während 8,6 % der Teilnehmer übergewichtig sind, beträgt der Anteil bei den Nichtteilnehmern 9,4 %. Unter- und normalgewichtige Probanden sind hingegen häufiger unter den Teilnehmern als unter den Nichtteilnehmern vertreten.

3.2.4 Die Ergebnisse

Im Folgenden werden ausgewählte und für diese Arbeit relevante Ergebnisse der EsKiMo-Studie detailliert vorgestellt, um eine Wissensgrundlage für die weiteren Ausführungen der Arbeit zu schaffen. Die Informationen stammen aus dem Forschungsbericht der Ernährungsstudie, die vom Bundesministerium für Ernährung, Landwirtschaft und Verbraucherschutz in Auftrag gegeben und 2007 von einem Team um Studienleiter Dr. Gert B. M. Mensink veröffentlicht wurde (vgl. Mensink et al. 2007a, 38 ff.). Eine tabellarische Aufführung der Prozentanteile der Kinder und Jugendlichen, die die optimiX-Empfehlungen des FKI erreichen, findet sich im Anhang (vgl. A1).

3.2.4.1 Energie- und Nährstoffzufuhr

Energie und Makronährstoffe

Verglichen mit den D-A-CH-Referenzwerten der Deutschen Gesellschaft für Ernährung, entspricht die mittlere Energiezufuhr im Kindes- und frühen Jugendalter weitgehend den Empfehlungen. Während sie bei den 15- bis 17-jährigen Mädchen jedoch relativ niedrig ist, wurde bei den gleichaltrigen Jungen eine verhältnismäßig hohe Energiezufuhr beobachtet.

Brot, Süßwaren und Milchprodukte stellen dabei sowohl für Kinder als auch für Jugendliche in Deutschland diejenigen Lebensmittelquellen dar, die maßgeblich an der Energiezufuhr beteiligt sind, daneben Säfte und Limonaden.

Der durchschnittliche *Fettanteil* an der Gesamtenergiezufuhr entspricht bis zum frühen Jugendalter weitgehend den Referenzwerten, ist aber bei den 15- bis 17-jährigen zu hoch. Während bei jugendlichen Mädchen der Mittelwert des Fettanteils an der Energiezufuhr mit zunehmendem Alter leicht sinkt, bleibt er bei den Jungen konstant.

Die Fettsäurenzusammensetzung ist in keiner Gruppe zufriedenstellend, da gesättigte Fettsäuren in zu großer, mehrfach ungesättigte hingegen in zu geringer Menge zugeführt werden. Im Kindesalter sind vor allem Milchprodukte, Wurst- und Süßwaren bedeutende Fettquellen. Bei den Jugendlichen haben, neben Wurstwaren, pflanzliche und tierische Fette einen wesentlichen Anteil.

Die *Proteinzufuhr* überschreitet sowohl bei Jungen als auch bei Mädchen aller Altersgruppen deutlich die Empfehlungen. Besonders gilt dies für die 6- bis 11-jährigen Jungen (teilweise über 200 %). Mädchen zwischen 12 und 17 kommen der empfohlenen Menge durchschnittlich am nächsten. Während Kinder und jugendliche Mädchen Proteine vor allem über Milchprodukte, Brot, Fleisch und Innereien aufnehmen, rangieren Fleisch, Innereien und Wurstwaren bei jugendlichen Jungen bei der Proteinzufuhr vor den Milchprodukten.

Kohlenhydrate werden zwar im Mittel entsprechend den Empfehlungen aufgenommen, jedoch übersteigt der Anteil der Mono- und Disaccharide in fast allen Gruppen den der aus ernährungsphysiologischer und -psychologischer Sicht günstigen Polysaccharide. Brot, Süßwaren und Säfte stellen hier die Hauptquellen dar.

Die Zufuhr an *Ballaststoffen* ist bei mehr als der Hälfte aller Kinder und Jugendlichen zu niedrig. Die hier mit Abstand bedeutsamste Lebensmittelgruppe ist Brot, gefolgt von Obst und Gemüse.

Ein nennenswerter *Alkoholkonsum* ist erst ab der Altersgruppe der 15- bis 17-jährigen Jugendlichen zu verzeichnen. Im Mittel trinken Jungen eine größere Menge pro Tag als die Mädchen.

Die mediane *Wasserzufuhr* liegt bei den Kindern etwas unter den Referenzwerten, während sie bei den Jugendlichen den Empfehlungen gerecht wird. In allen Altersgruppen unterschreitet die Wasserzufuhr der Mädchen im Mittel die der Jungen. Mit steigendem Alter ist hier jedoch eine Zunahme der Wasserzufuhr beobachtbar. Trinkwasser hat hier erfreulicherweise die größte Bedeutung. Säfte und Milchprodukte werden vor allem im Kindesalter, Limonaden im Jugendalter zu wichtigen Wasserquellen.

Vitamine

Sowohl bei den 6- bis 11- als auch bei den 12- bis 17-Jährigen liegt die durchschnittliche Vitaminzufuhr für *Thiamin, Riboflavin, Pyridoxin, Niacin, Vitamin B12* und *Vitamin C* zum Teil deutlich über den D-A-CH-Referenzwerten. Meist erreichen Jugendliche noch höhere Werte als Kinder, v.a. die Jungen.

Die Empfehlungen für die Aufnahme von *Vitamin A* und *E* werden hingegen im Mittel meist unterschritten, wobei hier die Versorgung im Jugendalter besser ist als bei den Kindern. Die Richtwerte für die Zufuhr von *Folsäure* und *Vitamin D* werden hingegen in keiner Altersgruppe auch nur annähernd erreicht. Dies erweist sich hinsichtlich der großen Bedeutung der Folsäure während der Wachstums- und Entwicklungsphase als besonders problematisch (vgl. Kap. 8.2.6; auch 2.4.2.1).

Mineralstoffe

Verglichen mit den Empfehlungen sind die Zufuhrmengen der Mineralstoffe *Natrium, Kalium, Magnesium, Phosphor* und *Zink* im Median relativ hoch. Die minimale Natriumzufuhr wird sogar von allen Probanden überschritten. Mit *Kalzium* sind die meisten 12- bis 17-jährigen Jugendlichen entsprechend der Referenzwerte versorgt, nicht hingegen die 6- bis 11-Jährigen. Insgesamt ist die Zufuhr bei den Jungen höher als bei den Mädchen. Ein solcher geschlechtsspezifischer Unterschied zeigt sich auch beim *Eisen,* das von Mädchen aller Altersgruppen in zu geringer Menge aufgenommen wird, während Jungen im Jugendalter die Empfehlungen sogar überschreiten. Die erfragten Zufuhrmengen für *Jod* entsprechen lediglich etwa der Hälfte des Referenzwertes. Allerdings ist zu erwähnen, dass sich die Interpretation dieser Werte aufgrund des kaum erfassbaren Einsatzes von jodiertem Speisesalz in der Lebensmittelindustrie und im Haushalt als problematisch erwies und die tatsächlichen Werte wahrscheinlich höher liegen.

Nährstoffzufuhr über Supplemente

Bei den Nährstoffquellen, die bei der Erhebung der Daten zur Nährstoffzufuhr Berücksichtigung fanden, handelt es sich sowohl um Lebensmittel als auch um Supplemente (wie beispielsweise Multivitamin-Brausetabletten). Um die Bedeutung der Supplemente für die Nährstoffversorgung im Kindes- und Jugendalter richtig einschätzen zu können, wurden bei EsKiMo sowohl die Häufigkeit der Supplementeinnahme als auch ihr Beitrag zur Zufuhr einzelner Vitamine und Mineralstoffe näher betrachtet.

Die Ergebnisse zeigen, dass Supplemente in der Altersgruppe der 6- bis 11-Jährigen von 7,5 % der Jungen und von 8,7 % der Mädchen im protokollierten Zeitraum eingenommen wurden. Vor allem die Mineralstoffe Natrium, Kalium, Calcium, Magnesium und Phosphor sowie die Vitamine D, E, C, Folat und Niacin wurden über Supplemente zugeführt.

Da nur sehr wenige der befragten jüngeren Kinder Supplemente eingenommen haben, ist der Beitrag von Supplementen auf die durchschnittliche Nährstoffzufuhr von 6- bis 11-jährigen vernachlässigbar.

Bei den 12- bis 17-jährigen Jugendlichen liegt der Anteil derer, die innerhalb des Befragungszeitraums der letzten vier Wochen mindestens einmal Supplemente eingenommen haben, bei knapp 20 % (19,6 % der Jungen, 19,7 % der Mädchen). Allerdings ist der Anteil der Supplementeinnehmer bei den Jungen im Alter von 17 Jahren, bei den Mädchen hingegen zwischen 12 und 13 Jahren, am höchsten. Die Häufigkeit des Supplementenkonsums liegt bei den Mädchen höher als bei Jungen.

Bei den Jugendlichen zwischen 12 und 17 Jahren beeinflusst die Einnahme von Supplementen die Nährstoffzufuhr stärker als bei den jüngeren Kindern. Der Anteil derer, die durch die Einnahme von Supplementen die empfohlene Zufuhrmenge eines bestimmten Nährstoffes erreichen, erhöht sich vor allem bei Jod, Vitamin D, Vitamin E, Riboflavin, Pantothensäure, Pyridoxin und Folat. Bei Mädchen zusätzlich bei Eisen.

3.2.4.2 Lebensmittelverzehr

Die verschiedenen Lebensmittel, die von den Probanden in den Ernährungstagebüchern und in den DISHES-Interviews angegeben wurden, liegen in der Auswertung in zu Gruppen zusammengefasster Form vor und werden an dieser Stelle im Vergleich mit den Empfehlungen der Optimierten Mischkost (optimiX) des Forschungsinstituts von Kinderernährung (vgl. Kap. 2) zusammengefasst.

Getränke

Positiv zu verzeichnen ist, dass die meisten Kinder sowohl die vom FKE empfohlene Tagesmenge an Flüssigkeit zu sich nehmen (z.B. 800 ml Flüssigkeit für 6-jährige; 1,5 l für 17-jährige Jungen) und dass das laut FKE ideale Getränk Wasser (entweder als Leitungs- oder als Mineralwasser) die bei Kindern und Jugendlichen mengenmäßig am häufigsten konsumierte Flüssigkeit darstellt.

Während Säfte (v.a. bei Mädchen) und Limonaden (eher bei Jungen), die nach optimiX eher weniger als Durstlöscher geeignet sind, auf der Beliebtheitsskala die Plätze 2 und 3 einnehmen, hat Tee nur eine geringe Bedeutung. Kaffee und Alkoholika werden von unter 12-Jährigen praktisch gemieden, wobei der Konsum ab dem 15. Lebensjahr bei beiden Geschlechtern mengenmäßig zunimmt (v.a. von Bier).

Generell nimmt der Getränkekonsum zwar wie empfohlen mit dem Alter zu, bei individueller Betrachtung unterschreiten dennoch viele Kinder die (laut optimiX) für sie empfohlene Trinkmenge (v.a. die 6- bis 11-Jährigen).

Kohlenhydratreiche Lebensmittel

Bei den kohlenhydratreichen Lebensmitteln, die laut optimiX *reichlich* verzehrt werden sollen, handelt es sich um die Lebensmittelgruppe, deren Konsum am weitesten von den Empfehlungen abweicht. Die wichtigen Kohlenhydratlieferanten (Brot, Getreide, Mehl, Müsli, Kartoffeln, etc.) werden von den Kindern nicht in den empfohlenen Mengen verzehrt. Besonders gering ist der Verzehr bei den 6- bis 11-Jährigen, bei denen nur 2 % der Mädchen und 5 % der Jungen die empfohlene Menge erreichen. Vor allem bei den Mädchen nimmt der Anteil von Kohlenhydraten an der Ernährung mit dem Alter eher ab.

Obst und Gemüse

Der Großteil der Kinder und Jugendlichen verzehrt einen deutlich geringeren Anteil an Obst und Gemüse als von FKE vorgesehen. Die internationale Empfehlung von fünf Obst- und Gemüseportionen am Tag (www.5amtag.de), an denen sich optimiX orientiert, wird somit sehr selten erreicht.

Besonders die 6- bis 11-Jährigen unterschreiten die Empfehlungen stark, wobei der Gemüseanteil noch weit hinter den Obstanteil zurückfällt. Auch mit zunehmendem Alter verbessert sich die Bilanz kaum, wobei sie bei den Mädchen noch etwas günstiger ist als bei den Jungen.

Milch und Milchprodukte

Die Versorgung der Kinder und Jugendlichen mit Milch und Milchprodukten, die das FKE den mäßig zu konsumierenden Lebensmittelgruppen zurechnet, muss als unbefriedigend beschrieben werden. Nur etwas weniger als die Hälfte erreichen die in optimiX empfohlene Verzehrmenge. Besonders betroffen sind auch hier die Jungen sowie die 6- bis 11-jährigen Mädchen. Außerdem werden, entgegen der Empfehlung, vor allem Vollfettprodukte von den Testteilnehmern konsumiert.

Fleisch und Wurst

Im Gegensatz zu den bisher aufgeführten Lebensmitteln liegt der Konsum von Fleisch, Fleischwaren und Wurst deutlich über den Empfehlungen der Optimierten Mischkost. In beiden untersuchten Altersgruppen (6-11 und 12-17 Jahre) sind es hauptsächlich die Jungen, die die Verzehrempfehlungen teilweise bis hin zur doppelten und dreifachen (19%) Menge überschreiten. Mit zunehmendem Alter steigt der Konsum von Fleisch- und Wurstwaren, insbesondere beim männlichen Geschlecht, noch weiter an.

Eier

Während jüngere Kinder im Mittel lediglich knapp die Hälfte der empfohlenen Anzahl von zwei bis drei Eiern pro Woche zu sich nehmen, entspricht die durchschnittliche Verzehrmenge bei den 12- bis 17-Jährigen weitgehend den Referenzen. Allerdings überschreiten 37 % bzw. 52 % der Jungen der Altersstufen 6 bis 11 bzw. 12 bis 17 Jahre und 34 % der Mädchen beider Altersgruppen die empfohlene Menge pro Woche.

Fisch

Aufgrund des hohen Gehalts an hochwertigem Eiweiß, Vitaminen und Mineralstoffen, die hauptsächlich in Seefisch enthalten sind, gilt Fisch als besonders gesundheits-fördernd. Deshalb ist es nachteilig, dass Fisch in allen Altersgruppen durchschnittlich deutlich zu wenig verzehrt wird.

Während die jüngeren Kinder im Mittel die empfohlenen Mengen erreichen oder nur knapp unterschreiten, reicht der Fischkonsum nur bei 28 % der Jungen und bei 21 % der Mädchen im Jugendalter aus, um den Empfehlungen des FKE gerecht zu werden. Ca. 40 % der 12- bis 17-jährigen Jugendlichen bleiben mit ihrem Fischverzehr sogar unter einem Viertel der empfohlenen Menge oder essen überhaupt keinen Fisch (vgl. auch Kap. 3.2.4.3).

Speisefette und -öle

Pflanzliche Öle und Margarine sollten wegen ihrer hohen Energiedichte nur sparsam verzehrt werden, obgleich sie in der Regel wertvolle ungesättigte Fettsäuren enthalten und somit als wichtige Vitamin-E-Quelle dienen. Im Median werden sie von allen Probanden häufiger und in größeren Mengen verzehrt als tierische Fette (Butter etc.), was den allgemeinen Ernährungsempfehlungen entspricht. Obwohl mit zunehmendem Alter die Verzehrmengen in dieser Lebensmittelgruppe ansteigen, liegen sie im Median in allen Altersgruppen unter den Empfehlungen. Lediglich die 15- bis 17-jährigen Jungen konsumieren mit 50 g pro Tag mehr als die empfohlenen täglichen 45 g.

Süßwaren, Knabberartikel und Limonade

Da die vom FKE als "geduldet" beschriebenen Lebensmittel bei hoher Fett- und/oder Kohlenhydratdichte kaum wertvolle Nährstoffe liefern, empfiehlt sich ein geringer Konsum für alle Altersgruppen.

Insgesamt nehmen jedoch fast alle Kinder und Jugendliche deutlich mehr Energie über geduldete Lebensmittel auf, als in optimiX vorgesehen. Insbesondere handelt es sich dabei um Süßigkeiten, Backwaren, Limonaden und Zerealienprodukte (z.B. Smacks oder Pops). Während der prozentuale Anteil der Kinder und Jugendlichen, die Süßwaren, Backwaren und Limonaden konsumieren, mit dem Alter deutlich ansteigt, verringert sich der Anteil derer, die Frühstückszerealien zu sich nehmen, ebenfalls mit zunehmendem Alter.

Die durchschnittlich verzehrte Süßigkeitenmenge ist bei den Jungen pro Tag geringfügig höher als bei den Mädchen, die Altersunterschiede sind gering. Der Konsum von Limonade hingegen nimmt mit dem Alter deutlich zu (besonders bei Jungen).

Bei den 6- bis 11-Jährigen konsumieren 93 % der Jungen und 90 % der Mädchen eine deutlich zu hohe Menge an "geduldeten Lebensmitteln". Während etwa ein Drittel die Empfehlungen um das Doppelte überschreitet und ein weiteres Drittel sogar mehr als das Doppelte bis hin zum Dreifachen der empfohlenen Energiemenge aufnimmt, verzehren 35 % der Jungen und 26 % der Mädchen sogar mehr als das Dreifache der empfohlenen Menge.

Ähnlich alarmierende Ergebnisse zeigen sich bei den 12- bis 17-Jährigen, bei denen 24 % der Jungen und 21 % der Mädchen die Energieempfehlung um das Doppelte bis Dreifache, und 34 % der Jungen bzw. 24 % der Mädchen sogar um mehr als das Dreifache überschreiten.

3.2.4.3 Ernährungsverhalten und Ernährungsumstände

Die detaillierte Erfassung des Lebensmittelkonsums und der Supplementeneinnahme der Teilnehmer wurde mit Hilfe des bereits erwähnten Kurzfragebogens um einige weitere Informationen bezüglich des Ernährungsverhaltens und einiger ernährungsrelevanter Umstände erweitert.

Vegetarische Ernährung

Eine vegetarische Ernährungsweise ist bei Mädchen (2,8 %) deutlich häufiger zu beobachten als bei Jungen (0,5 %). Bei den 12- bis 17-jährigen Jugendlichen verzichten 1 % der Jungen und 5 % der Mädchen auf Fleisch, Geflügel oder Wurst. 1,6 % verweigern sowohl Fleisch und Geflügel als auch Wurst und Fisch. Knapp 20 % aller Jugendlichen essen prinzipiell keinen Fisch.

Eine vegane Ernährungsweise mit vollständigem Verzicht auf alle tierischen Produkte (so auch Eier und Milch) gab keiner der befragten Jugendlichen an.

Familienmahlzeiten

Die Frage nach gemeinsamen Familienmahlzeiten wurde von fast allen Probanden positiv beantwortet. So sind es 98,5 % aller Kinder und

96,5 % aller Jugendlichen, die Familienmahlzeiten gewohnt sind. Das Abendessen mit der ganzen Familie findet dabei am häufigsten statt, gefolgt von Mittagessen und Frühstück.

Ein Unterschied zeigt sich dabei zwischen Ost- und Westdeutschland. Während in Westdeutschland bei knapp 61 % der Testteilnehmer mindestens drei Mal pro Woche ein gemeinsames Mittagessen stattfindet, stellt dieses im Osten bei 80 % der Kinder und 73 % der Jugendlichen nur an höchstens zwei Wochentagen eine gemeinsame Mahlzeit dar.

Für alle Mahlzeiten gilt, dass sie von Kindern häufiger im Familienkreis eingenommen werden als von Jugendlichen.

Verpflegung in Kindertagesstätten und Schulen

Für 41 % der 6- bis 11-Jährigen besteht die Möglichkeit, an einem warmen Mittagessen in ihrer Schule oder Kindertagesstätte (KiTa) teilzunehmen. Dieses Angebot wird von gut einem Viertel der Kinder wahrgenommen. 16 % aller Kinder essen unter der Woche sogar täglich dort, 9 % zwischen ein- und viermal pro Woche.

Bei den Jugendlichen sind es ca. 51 %, die eine warme Mittagsverpflegung in der Schule angeboten bekommen. Allerdings nimmt weniger als ein Fünftel dieses Angebot wahr (19 % der Jungen und 13 % der Mädchen). Mindestens dreimal wöchentlich bis täglich essen insgesamt 8 % der Jungen und 4 % der Mädchen in der Schule warm, 9 % der Jungen und 7 % der Mädchen lediglich ein- bis zweimal.

Während der Erhebung wurde u.a. nach den Gründen für die Nichtnutzung einer an der Schule oder KiTa vorhandenen Mittagsverpflegung gefragt (Mehrfachnennungen waren möglich).

Bei den 6- bis 11-jährigen Kindern gaben die Eltern als Hauptgrund an, dass das Kind zuhause ein warmes Mittag- oder Abendessen bekommt (93 %). Als weiteren Grund nannte ein Drittel, dass der Unterricht des Kindes nur vormittags stattfindet. 11 % berichteten, dass ihrem Kind das angebotene Essen in der Schule oder KiTa nicht schmeckt, während 6 % es für zu teuer hielten.

Auch bei den Jugendlichen stellte das Vorhandensein eines warmen Mittag- oder Abendessens zu Hause den Hauptgrund für die Ablehnung der Schulverpflegung dar (70 %).

Außerdem nannten auch sie den nur vormittags stattfindenden Unterricht (29 %), den Geschmack (27 %), den Preis (20 %), die Tatsache, dass sie lieber etwas anderes essen wollen (18 %) und die zu kurze Pause (12 %) als Gründe für alternative Verpflegung.

Kochfähigkeiten

Lediglich die 12- bis 17-jährigen wurden zu ihren eigenen Kochfähigkeiten und -erfahrungen befragt. Knapp ein Drittel der Jugendlichen beurteilen ihre eigenen Fähigkeiten in diesen Bereichen als sehr gut bis gut, während ein weiteres Drittel seine Kochkenntnisse als durchschnittlich einstuft. Die Mädchen schätzen sich insgesamt besser ein als die Jungen und gaben auch nur halb so häufig wie die Jungen an, überhaupt nicht zu kochen (8 % vs. 17 %). Auch die anhand einer Liste abgefragten Speisen wurden von den Mädchen schon häufiger selbstständig zubereitet als von den Jungen.

Diäterfahrungen

Zum Thema Diäterfahrungen wurde lediglich die Gruppe der 12- bis 17-Jährigen befragt. 24 % der Mädchen und 10 % der Jungen gaben hierbei an, in den letzten Jahren eine oder mehrere Diäten zur Reduktion ihres Gewichtes durchgeführt zu haben, während 2 % der Mädchen und 1 % der Jungen sogar angibt, ständig Diät zu halten. Der Großteil der Jugendlichen (74 % der Mädchen, 89 % der Jungen) hat hingegen noch nie versucht, sein Gewicht durch Fasten zu verringern.

Während die meisten Probanden bisher erst einmal eine Schlankheitskur durchgeführt haben (9 %), probierten es 5 % bereits zweimal und 1,4 % dreimal. Häufiger versuchten nur 1,6 %, einen Gewichtsverlust auf diese Weise herbeizuführen.

Zur summierten Dauer aller Diäten gaben 3,1 % der Jugendlichen Zeiträume von einem Tag bis zu einer Woche im letzten Jahr an. 2,7 % nannten 8 bis 14 Tage. Weitere 3,5 % hielten im letzten Jahr insgesamt 2 bis 4 Wochen, 2,5 % über 1 bis 2 Monate, 3,2 % über 2 bis 3 Monate und 2 % mehr als drei Monate Diät.

57,3 % der Mädchen und 62,4 % der Jungen, die angaben, schon einmal eine Diät gemacht zu haben, waren mit dem Ergebnis zufrieden.

3.3 Kernaussagen

Zusammenfassend lässt sich festhalten, dass die meisten Jugendlichen ausreichend viel trinken, während die Hälfte der 6- bis 11-Jährigen zu wenig Flüssigkeit zu sich nimmt und der Anteil von Limonaden an der Getränkemenge relativ hoch ist.

Die Referenzwerte für Gemüse und Obst werden nur von sehr wenigen Kindern und etwas mehr Jugendlichen erreicht.

Außerdem werden zu viele energiereiche (hohe Kalorienzahl pro 100 g) und proteinreiche Lebensmittel (z.B. Fleisch und Wurst) verzehrt, während ballaststoffreichen Lebensmitteln ein zu geringer Anteil zukommt.

Hauptenergiequelle neben Brot und Milchprodukten sind Süßigkeiten, die neben gesüßten Getränken in deutlich zu hoher Menge verzehrt werden.

Tendenziell haben Mädchen gesündere Ernährungsgewohnheiten als Jungen. Darüber hinaus zeigen die Ergebnisse, dass einige problematische Verzehrgewohnheiten (z.B. der Konsum von Fastfood) erst im Jugendalter beginnen (ausführlich in Kap. 5.3).

Ein Blick auf den Kohlenhydratanteil in der Ernährung zeigt, dass dieser zwar angestiegen ist, jedoch hauptsächlich aus Lebensmitteln mit einem hohen Zucker- und Weißmehlgehalt statt aus gesunden, stärke- und ballaststoffreichen Vollkornprodukten besteht.

Obwohl der Fettanteil heute im Durchschnitt zurückgegangen ist, bestehen bei ca. 10 % der Kinder noch immer 40 % der zugeführten Kalorien aus Fett. Außerdem werden insgesamt zu viele tierische Fette über Fleisch- und Wurstwaren aufgenommen – die gesunden Omega-3- und die pflanzlichen Fette werden hingegen vernachlässigt.

Vitamin D und Folsäure sind von der ansonsten weitgehend ausreichenden bis übermäßigen Versorgung an Vitaminen und Mineralstoffen ausgenommen. Bei der Gruppe der 6- bis 11-Jährigen zudem Vitamin E, Vitamin A und Calcium und bei Mädchen aller Altersgruppen Eisen.

Trotz der methodischen Unterschiede bei der Erhebung der Daten für Kinder und Jugendliche (3-Tage-Verzehr-Protokoll vs. DISHES), sind viele Kernaussagen bei beiden Altersgruppen identisch. Die Ergebnisse zeigen Problematiken hinsichtlich der gleichen Nährstoffe bei beiden Altersgruppen. Zudem ähneln sich die Verzehrmuster, z.T. sogar mit ähnlichen Tendenzen wie bei Erwachsenen. Nach MENSINK et al. (2002, 22) zählen Süßigkeiten in allen Altersbereichen zu den bedeutendsten Energiequellen. Die Tendenzen der EsKiMo-Studie stimmen an vielen Stellen mit den Ergebnissen des Verzehrhäufigkeitsfragebogens aus KiGGS (vgl. MENSINK et al. 2007c) überein.

4 Übergewicht und Adipositas bei Kindern und Jugendlichen

Übergewicht und Adipositas stellen die häufigsten Folgen der Fehlernährung vieler Kinder und Jugendlicher in Deutschland dar. Im Rahmen dieser Arbeit wird der Problematik ein gesondertes Kapitel gewidmet, denn beide Phänomene schädigen nicht nur die Gesundheit, sie wirken sich ebenso auf verschiedene Weisen beeinträchtigend auf die Entwicklung und das Lernen aus.

4.1 Epidemischer Anstieg

Mit der Schlagzeile "EU childhood obesity out of control" veröffentlichte die Weltgesundheitsorganisation (WHO) im Mai 2004 den IOTF[1]-Childhood Obesity Report. Dieser Bericht verdeutlicht den europaweit rapiden Anstieg des Anteils an übergewichtigen und adipösen Kindern und Jugendlichen auf schätzungsweise 14 Millionen Übergewichtige, davon 3 Millionen mit Adipositas. Der Prozentsatz von 24 % übergewichtigen Kindern, der in den 1980er Jahren prognostiziert wurde, wird heute bereits um 5 Prozentpunkte überschritten. Somit ist eine ähnliche Entwicklung zu beobachten, wie sie bereits 1980 in den USA einsetzte (vgl. KURTH/SCHAFFRATH ROSARIO 2007, 736). Die WHO spricht inzwischen von einer Epidemie und geht davon aus, dass bis zum Jahre 2010 ca. 10 % der Kinder und Jugendlichen in Europa adipös sein werden (vgl. WHO 2004; HEMPEL et al. 2006, 27).

4.2 Ursachen

Wesentliche Ursachen für die Entstehung und Entwicklung von Übergewicht und Adipositas stellen bestimmte *Lebensstilfaktoren* dar. Hierzu zählt neben mangelhafter körperlicher Aktivität in Form von Sport und Bewegung auch eine nicht angepasste Ernährungsweise, die sich, gepaart mit erblichen Veranlagungen oder bestimmten Krankheiten, besonders negativ auswirkt (vgl. KERSTING et al. 2003, 89; HEMPEL et al. 2006, 27).

Wie die Ergebnisse der KiGGS-Studie und des EsKiMo-Moduls zeigen, praktiziert schon die junge Bevölkerung einen hinsichtlich der Vermeidung von Übergewicht wenig förderlichen Lebensstil. Zu wenig Obst und Gemüse, zu viel Fett und Zucker, Fastfood, Chips, Süßigkeiten

1 IOTF: International Obesity Task Force.

und Limonaden in Verbindung mit zunehmendem Bewegungsmangel, verursacht durch das TV- und Computerzeitalter, stellen die Kernproblematik dar (vgl. SCHRÖDER 2006; MENSINK et al. 2007a, 38 ff.; HAUNER et al 2007, 7).

Nicht nur die Quantität, sondern auch die Qualität der gekauften, zubereiteten und verzehrten Nahrungsmittel spielt eine wesentliche Rolle. Der Mangel an gesunden Kohlenhydraten und Ballaststoffen, verursacht durch einen zu geringen Konsum pflanzlicher Nahrungsmittel, nicht geeignete Mahlzeitenfrequenzen und schlechtes Mahlzeitentiming, belasten den Blutglukosespiegel und führen zu einem "geringeren und kurzfristig anhaltenden Sättigungseffekt" (BÖNNHOFF 2005, 22).

Auch das *veränderte Familienleben* in den letzten Jahrzehnten beeinflusst die rapide Zunahme übergewichtiger und adipöser Kinder und Jugendlicher. Aufgrund der Berufstätigkeit eines oder beider Elternteile sind viele Kinder eine lange Zeit des Tages alleine und versorgen sich deshalb mittags mit Fertiggerichten, am Kiosk oder in der Imbissbude. Die Langeweile bis zum Abend wird nicht selten durch Zwischendurchessen überbrückt. Wie die Ergebnisse der EsKiMo-Studie zeigen, wird zwar meist abends gemeinsam mit der Familie gegessen, allerdings ist auch hier manchmal wenig Zeit, so dass oft Fertigprodukte auf den Tisch kommen (vgl. MENSINK et al. 2007a, 69 ff.; LAWRENZ 2005, 12).

Das *Vorbildverhalten der Eltern* spielt bei der Entstehung von Übergewicht und Adipositas bei Kindern und Jugendlichen ebenfalls eine entscheidende Rolle. Zum einen hinsichtlich der Prägung der Essgewohnheiten und der Erziehung zu einer gesunden Ernährungsweise. Eltern, die oft und gerne gesunde Nahrungsmittel wie Obst und Gemüse zu sich nehmen und den Konsum von Süßigkeiten und Fastfood eher gering halten, gehen ihren Kindern mit gutem Beispiel voran (vgl. HEINE 2004, 210; BIRCH/FISHER 1998, 543 f.). Zum anderen spielt die von ihnen präsentierte Lebensweise eine wichtige Rolle. Praktizieren die Eltern einen aktiven Lebensstil, so wird sich dieser prägend auf ihre Kinder auswirken und sie selbst aktiv werden lassen, wodurch sich ihr auch Energieverbrauch erhöht. Ein inaktiver, eher passiver Lebensstil, der von hohem Fernsehkonsum gekennzeichnet ist, überträgt sich ebenfalls auf die Kinder und schadet ihnen langfristig (vgl. LAWRENZ 2005, 13). Studien bestätigen, dass Kinder und Jugendliche, die fünf Stunden täglich fernsehen, ca. fünfmal häufiger adipös sind als diejenigen, deren Fernsehkonsum sich auf maximal zwei Stunden täglich beschränkt (vgl. GORTMAKER et al. 1996, 359). Ob dabei allein die "körperliche Inaktivität durch Fernsehen zur Gewichtszunahme führt oder ob häufiges Fernsehen mit weiteren gewichtssteigernden Verhaltensweisen assoziiert ist (z.B. Chips- oder Cola-Konsum)" (WIRTH 1998, 91), wird heftig diskutiert.

Eine weitere wesentliche Rolle im Entstehungsprozess von Übergewicht kommt den (werdenden) Müttern zu (vgl. Kap. 2.5). Anhand neuerer Untersuchungen wird deutlich, dass *pränatale und frühe postnatale Einwirkungen* erheblich an der Entstehung von Übergewicht und Adipositas beteiligt sind. So ließ sich beispielsweise zeigen, dass übergewichtige Mütter sowie Frauen, die in der Schwangerschaft besonders stark zunehmen, häufig sehr große Babys gebären (vgl. BERGMANN et al. 2007, 673). Ursache stellt die sogenannte Hyperinsulinämie der Mutter dar, denn Insulin wirkt als Wachstumsfaktor (vgl. WIRTH 1998, 83). Babys, die bereits mit einem hohen Gewicht geboren werden und in den ersten beiden Lebensjahren rasch zunehmen, stehen unter erhöhtem Risiko für eine spätere Erkrankung an der sogenannten Fettsucht (vgl. VON KRIESS/TOSCHKE 2004, 844) und werden im Fall weiblicher Neugeborener möglicherweise später wieder zu übergewichtigen Schwangeren (vgl. BERGMANN et al. 2007, 670).

Obwohl Kinder rauchender Mütter bei der Geburt durchschnittlich häufiger untergewichtig sind als Babys von Nichtraucherinnen, stellt das Rauchen der Mutter während der Schwangerschaft nachweislich einen weiteren Risikofaktor für die Entstehung von Übergewicht und Adipositas beim Kind dar, und zwar umso extremer, je mehr die Mutter raucht (vgl. VON KRIESS et al. 2002, 956). Stillen hingegen wirkt hier als Präventivfaktor (vgl. VON KRIESS et al. 1999, 148; vgl. auch Kap. 2.2).

Nicht nur das Leben innerhalb der Familie, auch das *gesellschaftliche Umfeld* hat sich in den letzten Jahrzehnten extrem gewandelt. Inzwischen steht Kindern und Jugendlichen 24 Stunden am Tag ein Fernsehprogramm zur Verfügung, das sie durch die dort laufende Werbung zum Essen von Süßwaren und anderen energiereichen Lebensmitteln animiert und sie ihr natürliches Sättigungsgefühl beim Naschen oder Essen vergessen lässt. Außerdem ist Essen aller Art heute ständig und überall verfügbar, denn an jeder Ecke findet man Bäckereien, Imbissbuden und Fastfood-Restaurants (ausführlich in Kapitel 5).

Die zunehmende Motorisierung trägt dazu bei, dass Schulwege häufig mit dem Auto oder mit dem Bus und nicht mehr, wie früher, zu Fuß oder mit dem Fahrrad zurückgelegt werden. Vor allem der dichte Straßenverkehr in den Großstädten macht es immer gefährlicher, Kinder alleine zu Fuß oder mit dem Rad loszuschicken (vgl. LAWRENZ 2005, 13).

Die Reduktion des Schulsports in den aktuellen Stundenplänen, bei angeblich gleichzeitig zunehmender Bereitschaft der Lehrer, Sportstunden entfallen zu lassen, trägt ebenfalls zum Bewegungsmangel der jungen Bevölkerung bei. Sowohl direkt als auch indirekt, denn die Möglichkeit, sportliche Interessen zu entwickeln wird dadurch deutlich beschränkt. Da zusätzlich immer mehr Grünflächen und Spielplätze aus den Städten verschwinden und Gebäuden oder Parkplätzen Platz machen, steht den Kindern auch in der Freizeit wenig Spielraum zur Verfügung (vgl. WIRTH 1998, 91). Somit bleiben Fernseher, PC oder Playstation für manche Kinder oft die einzige, schlechte Alternative zur Freizeitgestaltung.

Diese Ausführungen machen deutlich, dass Übergewicht und Adipositas zahlreiche Ursachen haben, die miteinander interagieren und sich gegenseitig verstärken. Dies kann vor allem hinsichtlich Prävention und Intervention zu Schwierigkeiten führen (vgl. LAWRENZ 2005, 13). Es sei an dieser Stelle angemerkt, dass die genannten Faktoren nicht ausschließlich die Entstehung von Übergewicht und Adipositas nach sich ziehen, sondern auch bei normalgewichtigen Kindern und Jugendlichen verschiedene gesundheitliche Probleme und/oder Lernschwierigkeiten hervorrufen können, die aus einer konsequenten Fehlernährung resultieren (vgl. v.a. Kap. 2 und 8).

4.3 Folgen von Übergewicht und Adipositas

"Übergewicht und die so genannte Fettleibigkeit (Adipositas) bilden eines der größten Risiken für Gesundheit und seelisches Wohlergehen der Menschen im 21. Jahrhundert" (HEMPEL et al. 2006, 27). Beide Krankheitsbilder können "schwerwiegende Krankheiten wie Diabetes, Bluthochdruck, Störungen des Fettstoffwechsels und Erkrankungen des Muskel- und Skelettsystems" (KURTH et al. 2007, 736) nach sich ziehen. Vor allem wenn das Übergewicht bis ins Erwachsenenalter bestehen bleibt, "erhöht sich das Risiko für Schlaganfall und Herzkrankheiten, Erkrankungen der Gallenblase sowie einiger Krebsformen (der Bauchspeicheldrüse, der Brust, der Nieren)" (HEMPEL et al. 2006, 27). Diese genannten Begleiterscheinungen werden nicht nur im Kindes- und Jugendalter angelegt, sie treten bereits in dieser Lebensphase in Erscheinung (vgl. WABITSCH 2004, 833). Das Risiko eines erhöhten Blutdrucks ist bei adipösen Kindern und Jugendlichen bereits um das 4,5-fache höher als bei normalgewichtigen. Außerdem besteht eine dreimal so hohe Gefahr für erhöhtes LDL-Cholesterin sowie ein 12,5-fach erhöhtes Risiko für eine Insulinresistenz (vgl. FREEDMANN et al. 1999, 1175). Auch wenn die körperlichen Folgen für Kinder und Jugendliche oft noch nicht offen zutage treten, sind sie keinesfalls nachlässig zu behandeln, denn sie spielen bereits in diesem Alter eine wichtige Rolle (vgl. LAWRENZ 2005, 14). Es ist davon auszugehen, dass bei der Hälfte aller adipösen Kinder und Jugendlichen bereits mindestens eine Begleiterkrankung bzw. ein weiterer Risikofaktor vorliegt (vgl. RAVENS-SIEBERER et al. 2001, zit. nach BÖHLER et al. 2004, 41). Je älter übergewichtige Kinder werden, umso höher ist die Wahrscheinlichkeit, dass sie im Erwachsenenalter dauerhaft übergewichtig oder adipös bleiben (vgl. WHITAKER et al. 1997, 871).

Die Vermutung liegt nahe, dass Kinder, die unter körperlichen Erkrankungen leiden, auch in ihrem Lernen beeinträchtigt werden. Entweder, da sie durch die körperliche Schwächung nicht mehr voll leistungsfähig sind, oder dadurch, dass sich ihre schulischen Fehlzeiten durch Krankheiten oder häufige Arztbesuche erhöhen. Dies scheint insbesondere für diejenigen Schüler problematisch, die ohnehin von Lernproblemen betroffen sind.

Des Weiteren sind dicke oder adipöse Kinder im Alltag häufig funktionellen Beeinträchtigungen ausgeliefert. Neben der erschwerten Fortbewegung behindert die Körpermasse zusätzlich ihre Beweglichkeit. "So stört z.B. der Bauch beim Anziehen der Schuhe oder beim Aufheben eines heruntergefallenen Gegenstandes" (LAWRENZ 2005, 14). Dies ließe unter anderem negative Konsequenzen für die Entwicklung sowohl grob- als auch feinmotorischer Fähigkeiten und Fertigkeiten vermuten, da die Kinder vielleicht aufgrund der häufigen Misserfolge Situationen zu meiden beginnen, die körperliche Betätigung von ihnen fordern. Die Ergebnisse einer Studie über den Zusammenhang zwischen körperlicher Aktivität und Konzentration im Kindesalter von GRAF et al. (2003) bestätigte bei Kindern, die motorisch fitter sind (Gesamtkörperkoordination und Ausdauer), auch ein besseres Leistungsverhalten bei konzentrierten Tätigkeiten. Letzteres wurde mit Hilfe des Differenziellen Leistungstests für Kinder der Eingangsstufe der

Grundschule (DLKE) von KLEBER und KLEBER (1974) gemessen. GRAF et al. führen diesen Zusammenhang, unter Berufung auf verschiedene wissenschaftliche Quellen, u.a. "auf gemeinsame zerebrale Lern- und Steuerungsprozesse" (242) des Kleinhirns sowohl beim Erlernen motorischer Fertigkeiten als auch bei kognitiven Leistungen zurück. "Die Aktivierung zerebraler Zentren im Rahmen motorischer Handlungen "trainiert" diese möglicherweise derart, dass sie auch in anderen Situationen, z.B. bei konzentrierter Tätigkeit, besser funktionieren. Darüber hinaus führt Bewegung zu einer erhöhten regionalen zerebralen Durchblutung sowie zu einer gesteigerten Stoffwechselaktivität, die ebenfalls zu einer verbesserten kognitiven Leistungsfähigkeit beitragen können. Denkbar ist auch, dass belastungs- oder trainingsinduzierte Veränderungen der Neurotransmitter zu einer erhöhten Aufmerksamkeit beitragen" (245f.).

Oft sind mit der Gewichtsproblematik neben körperlichen Beschwerden auch psychische Probleme verbunden. Dicke Kinder und Jugendliche sind häufig Hänseleien oder Verspottungen Gleichaltriger in Kindergarten, Schule oder Ausbildung ausgesetzt, vor allem wenn sie aufgrund ihrer Körperfülle und der damit verbundenen Bewegungseinschränkungen beim Spielen oder bei sportlichen Aktivitäten Schwierigkeiten haben. Dies hat schon früh negative Auswirkungen auf das Selbstwertgefühl. Außerdem wird ihr soziales Lernen auf diese Weise beeinträchtigt, denn nicht selten ziehen sie sich infolge der Angriffe aus sozialen Beziehungen zurück und essen zudem weiter, um ihren Kummer zu kompensieren (vgl. HEMPEL 2006, 27; SCHRÖDER 2006). Dabei entsteht meist erneut ein ausgeprägter Appetit auf Süßigkeiten, da durch die Aufnahme der darin enthaltenen Kohlenhydrate der Neurotransmitter Serotonin, umgangssprachlich als Glückshormon bezeichnet, ausgeschüttet wird (vgl. KASPER 2004, 415). Im schlimmsten Fall ist sogar mit der Entstehung von depressiven Verstimmungen zu rechnen (vgl. HAUNER et al. 2007, 8). Die Auswirkungen von Depressionen auf die kognitive Leistungsfähigkeit und das Lernen von Kindern und Jugendlichen werden in Kap. 8.4.2 ausführlich behandelt.

Im Extremfall können Übergewicht und Adipositas sogar zu Essstörungen (beispielsweise. Bulimie) führen, wenn die Betroffenen versuchen, ihre unkontrollierten Essanfälle durch selbstinduziertes Erbrechen auszugleichen (vgl. WIRTH 1998, 44f.). Ein detaillierter Einblick in die Thematik der Essstörungen findet sich bei VERNOOIJ (2008).

WIRTH (1998, 92) verweist zudem auf die psychosozialen Folgen von Übergewicht und Adipositas und zeigt dabei auf, dass vor allem stark übergewichtige Frauen seltener verheiratet sind, ein geringeres Einkommen haben und schlechter ausgebildet sind als Frauen mit Normalgewicht.

4.4 Die aktuelle Datenlage in Deutschland

4.4.1 KiGGS schließt Informationslücken

Im Rahmen der bereits erläuterten KiGGS-Studie des Robert Koch-Instituts Berlin konnte der bis dato bestehende Datenmangel bezüglich übergewichtiger und adipöser Kinder und Jugendlicher in Deutschland behoben werden.

Körpergröße und -gewicht der Teilnehmer wurden dazu mit Hilfe eines kalibrierten Stadiometers und einer kalibrierten Waage auf 0,1 cm bzw. 0,1 kg genau gemessen. Anhand der Ergebnisse der Gewichts- und Größenmessung wurde der jeweilige Body-Mass-Index (BMI) des Probanden ermittelt. Der BMI dient als "Instrument zur groben Einschätzung der "Körperfülle" eines Kindes als zu gering, normal, zu hoch oder extrem zu hoch" (HEMPEL et al. 2006, 28) und wird berechnet, indem man das Körpergewicht in Kilogramm durch die Körpergröße in Metern zum Quadrat dividiert. Bei Erwachsenen definiert sich Übergewicht weltweit durch einen BMI > 25, Adipositas durch einen BMI > 30. Bei Kindern und Jugendlichen hingegen kann der BMI zwar ebenfalls als Maß eingesetzt werden, die alters-, entwicklungs- und geschlechtsabhängigen Veränderungen der Körpermasse machen es jedoch erforderlich, die BMI-Grenzwerte für jedes Alter und für Jungen und Mädchen getrennt festzulegen. In Deutschland werden deshalb Kinder und Jugendliche als übergewichtig klassifiziert, deren BMI-Wert höher liegt als bei 90 % der Kinder einer Referenzpopulation (90. alters- und geschlechtsspezifisches Perzentil), die in den Jahren 1985 bis 1999 gemessen und gewogen wurden. Als adipös bzw. fettleibig gelten diejenigen, deren BMI-Wert höher liegt als bei 97 % dieser Vergleichsgruppe (97. Perzentil) (vgl. KURTH/SCHAFFRATH ROSARIO 2007, 737).

Die Auswertungen der KiGGS-Studie wurden anhand eines Vergleichs mit den Referenzwerten nach KROMEYER-HAUSCHILD et al. (2001) vorgenommen, die die Arbeitsgemeinschaft Adipositas im Kindes- und Jugendalter (AGA) zur deutschlandweiten Nutzung empfiehlt. Aufgrund einiger methodischer Schwierigkeiten werden in KiGGS lediglich die Ergebnisse der Kinder ab dem dritten Lebensjahr beschrieben (vgl. KURTH/SCHAFFRATH ROSARIO 2007, 737).

4.4.2 Ergebnisse

4.4.2.1 Allgemein

Insgesamt konnten von 14.747 Kindern und Jugendlichen im Alter von 3 bis 17 Jahren (7530 Jungen und 7217 Mädchen) BMI-Messwerte gewonnen werden.

Die KiGGS-Ergebnisse zeigen, dass insgesamt 15 % der 3- bis 17-jährigen Kinder und Jugendlichen in Deutschland von Übergewicht betroffen sind. 6,3 % sind sogar adipös. Diese Werte entsprechen etwa einer Zahl von 1,9 Millionen übergewichtigen Kindern und Jugendlichen, darunter 800.000 Adipösen. Vergleicht man diese Ergebnisse mit denen der Referenzpopulation aus den Jahren 1985 bis 1999, so hat sich in der Gruppe der Kinder und Jugendlichen der Anteil der Übergewichtigen um 50 % erhöht, der der Adipösen sogar verdoppelt. Außerdem wird deutlich, dass die Zahl übergewichtiger Kinder mit dem Alter weiter ansteigt. Während 9 % der 3- bis 6-Jährigen zu viel Gewicht haben, sind es bei den 7- bis 10-Jährigen bereits 15 % und bei den 14- bis 17-Jährigen schließlich 17 % (vgl. KURTH/SCHAFFRATH ROSARIO 2007, 737 f.; HEMPEL et al. 2006, 29). Am deutlichsten zeigt sich die Zunahme übergewichtiger Kinder gegenüber Jüngeren im Grundschulalter zwischen 7 und 10 Jahren. Dies lässt vermuten, "dass sich in dieser Zeit eine Kombination mehrerer Risikofaktoren (weniger Bewegung mit Schuleintritt, falsche Ernährung) besonders nachteilig auswirkt" (HEMPEL et al. 2006, 29).

Auch adipöse Kinder und Jugendliche sind in den höheren Altersgruppen häufiger vertreten. Während der Anteil an Fettleibigen bei den 3- bis 6-Jährigen noch 2,9 % beträgt, macht er bei den 7- bis 10-Jährigen schon über 6,4 % und bei den 14-17-Jährigen sogar 8,5 % aus, was einer Verdreifachung entspricht (vgl. ebd., 29).

4.4.2.2 Besondere Risikogruppen

Damit die Risikogruppen für Übergewicht und Adipositas noch genauer bestimmt werden konnten, wurden die Auswertungen noch weiter differenziert. Diese Unterteilung führte zu folgenden Ergebnissen: Kinder aus Familien mit niedrigem Sozialstatus und Kinder mit

Migrationshintergrund stellen eine besondere Risikogruppe dar (vgl. Kurth/Schaffrath Rosario 2007, 737). Der deutlichste Anstieg zeigt sich hier ebenfalls bei den Grundschülern zwischen 7 und 10 Jahren. Außerdem ist der Unterschied hinsichtlich der Häufigkeit von Übergewicht und Adipositas in diesem Alter zwischen Migranten und Nicht-Migranten besonders stark ausgeprägt (vgl. Hempel et al. 2006, 29). Dass Migrantenkinder einem besonderen Übergewichts- und Adipositasrisiko ausgesetzt sind, bestätigen unter anderem auch die Berliner Schuleingangsuntersuchungen, bei denen Kinder aus türkischen Familien den größten Anteil übergewichtiger Schulanfänger darstellten (vgl. Oberwöhrmann/Bettge 2007, 42). Auch eine jüngst veröffentlichte Studie des Augsburger Gesundheitsamtes, im Rahmen derer 2306 Schulanfänger untersucht wurden, bestätigt, dass "Kinder mit der Angabe "nicht deutsch" als Muttersprache etwa doppelt so häufig übergewichtig [sind] als deutsch sprechende Kinder" (Weber et al. 2008, 844 f.). Die Problematik des Einflusses von Sozialstatus und ethnischer Zugehörigkeit auf die Ernährungsweise wird in den Kapiteln 6 und 7 ausführlich behandelt.

Des Weiteren tritt Fettleibigkeit verstärkt unter Kindern auf, deren Mütter ebenfalls übergewichtig oder adipös sind. Dies lässt sich zum einen auf genetische Dispositionen zurückführen, die beide gemeinsam haben, zum anderen auf die ähnlichen Lebensbedingungen, denen die Familienmitglieder ausgesetzt sind sowie auf gesundheitsrelevante Verhaltensweisen (z.B. körperliche Aktivität und Essverhalten), die innerhalb der Familie weitergegeben werden (vgl. Kurth/Schaffrath Rosario 2007, 740; Hempel et al. 2006, 29).

Eine detaillierte Ausführung über präventive und intervenierende Maßnahmen gegen Übergewicht und Adipositas würde an dieser Stelle zu weit führen. Es sei deshalb bei Interesse an verschiedenen therapeutischen Konzepten auf Pudel und Westenhöfer (2003, 155 ff.) verwiesen. Schulische Möglichkeiten der Prävention von Fehlernährung werden in Kapitel 10 dieser Arbeit behandelt.

5 Kinder als Zielgruppe im Lebensmittelmarketing

Parallel zur bedenklichen Ausbreitung von Übergewicht und Adipositas in Deutschland boomt die Werbung kalorienreicher Lebensmittel für Kinder, die als wichtige Einflussgröße auf das Essverhalten angesehen wird (vgl. PUDEL 2000, 133). Da Kinder und Jugendliche neben ihrer eigenen enormen Kaufkraft in extremem Maße Einfluss darauf haben, was ihre Eltern tagtäglich einkaufen, sind sie inzwischen zu einer vielfach umworbenen Zielgruppe in unserer Gesellschaft geworden (vgl. CEBULLA 1999, zit. nach KERSTING et al. 2003). Die Wirtschaft hat die Kinder als "Marktfaktor" (ZAW 2008, 5) erkannt. Eine Untersuchung der WHO von 2002 misst dem sogenannten "Quengelfaktor" einen bedeutenden Stellenwert bei, wenn es darum geht, die Kaufentscheidungen der Eltern zu steuern. Die Zahl der Marketingmaßnahmen, die sich an Kinder richten, nimmt infolge dessen weltweit stetig zu (vgl. MATTHEWS et al. 2005, 2). Vor allem die Werbung, hauptsächlich durch das Fernsehen, aber auch in Supermärkten und zunehmend in Kindergärten und Schulen, ist wesentlicher Bestandteil dieses Marketings. Auch durch die Entwicklung spezieller Produkte wie Kinderlebensmittel (vgl. Kap. 5.2) oder durch Fast Food (vgl. Kap. 5.3) wird die Kaufkraft der jüngsten Gesellschaftsmitglieder stark beeinflusst und gelenkt (vgl. KERSTING et al. 2003, 95; THORBRIETZ 2002, 60ff.).

5.1 Kinder und Lebensmittelwerbung

5.1.1 Das Fernsehen als Hauptwerbemedium

Was Kinder und Jugendliche essen sollten, wird ihnen nicht nur zu Hause oder in der Schule beigebracht, sondern inzwischen auch immer mehr durch die Werbung. Werbung lässt sich beschreiben als geplante, öffentliche Übermittlung von Nachrichten, die das Urteilen und/oder Handeln von Personen zu beeinflussen und somit der güterproduzierenden Gruppe oder Institution (hier der (Kinder-)Lebensmittelindustrie) dienen soll (vgl. JANICH 2003, 19).

Hauptwerbemedium für Kinderprodukte und Kinderlebensmittel ist das Fernsehen. Hier sind 20 Prozent aller Spots speziell an Kinder adressiert (vgl. SPITZER 2006, 95). Die Tatsache, dass schon Kleinkinder durchschnittlich über zwei Stunden und 18- bis 19-Jährige mehr als drei Stunden täglich fernsehen, führt dazu, dass sie in immer intensiverem Maße dem Einfluss der Werbemaßnahmen ausgesetzt sind. Vor allem die jüngeren Kinder sind häufig noch nicht in der Lage, die

Werbung vom Programm zu unterscheiden (vgl. Kersting et al. 2003, 95). Diese Tatsache nutzen die Unternehmen für sich, indem sie Werbefiguren wählen, die den Serienfiguren stark ähneln. Deshalb verfolgen die Kleinen die Werbeblöcke ebenso aufmerksam wie die Sendung selbst, statt sie durch einen Wechsel des Fernsehkanals zu umgehen (vgl. Diehl 1995, zit. nach Kersting et al. 2003, 95). Allerdings sind sie in diesem Alter bereits sehr wohl in der Lage, sich bestimmte Markenlogos zu merken (vgl. Thorbrietz 2002, 47), was der Intention der Werber dient, Kinder bereits früh an bestimmte Markenprodukte zu gewöhnen und zu binden, damit sie diese bis ins Erwachsenenalter hinein konsumieren (vgl. Matthews et al. 2005).

Geworben wird hauptsächlich im privaten Fernsehen und dort vor allem am Wochenende, wenn die meisten Kinder fernsehen (vgl. Kersting et al. 2003, 95). Von den etwa 40 Werbespots, die innerhalb einer Stunde am Wochenende gezeigt werden, besteht die Hälfte aus Lebensmittelwerbung, wodurch Kinder permanent zum Konsum bestimmter Nahrungs- und Genussmittel bewegt werden. Besonders am Vorabend sehen viele Eltern mit ihren Kindern zusammen fern. Somit erhöht sich die Gelegenheit für die Kleinen, den Eltern ihre Wünsche direkt mitzuteilen und diese somit in der Kaufentscheidung zu beeinflussen (vgl. Thorbrietz 2002, 48).

"Der Großteil der für Kinder beworbenen Lebensmittel wird von Personen, die sich mit der öffentlichen Gesundheit auseinandersetzen, als ‚ungesund' bewertet" (Matthews et al. 2005, 2), da es sich um Lebensmittel handelt, die einen hohen Fett-, Zucker- und Salzgehalt bei einem niedrigen Anteil an lebenswichtigen Vitaminen, Mineralien und anderen Nährstoffen beinhalten (vgl. ebd., 2) und somit weder der Gesundheit noch dem Lernen der Kinder und Jugendlichen zuträglich sind (vgl. Kap. 8).

Im Rahmen des Ernährungsberichts 2000 wurde eine Werbeanalyse durchgeführt, die Zerealien, Schokoladenprodukte, Eis und Fastfood als diejenigen Lebensmittel herausstellte, für die bei der Zielgruppe Kinder und Jugendliche am häufigsten geworben wird (vgl. Pudel 2000, 135). Während "Geschmack und Genuss" die erste Stelle der Werbeargumente einnehmen, folgen "Lifestyle" in Zusammenhang mit "modernem Leben" und "chic" auf Platz zwei. "Gesundheit" steht hingegen erst an dritter Stelle. In 11,7 % der Fälle wird die "mentale Leistungsfähigkeit" als Werbeargument herangezogen (verglichen mit

1,3 % bei Erwachsenen als Zielgruppe) (vgl. ebd., 139). "Die Fernsehwerbung heute entspricht genau dem kindlichen Bedürfnis nach Genuss und Naschen und läuft den Botschaften der Medizin und Ernährungswissenschaft diametral entgegen" (KERSTING et al. 2003, 96).

Am besten funktionieren Werbespots, wenn sie sich mit unterschiedlichen Strategien sowohl an Eltern als auch an Kinder wenden. Ein Kinderschokoladespot für Eltern erzielt größere Erfolge, wenn er mit der "Extraportion Milch" oder mit der Tatsache, dass das Produkt in der Hand nicht schmilzt und somit die Finger und die Kleidung nicht beschmutzt werden, lockt. Da Kinder meist genau das ablehnen, was in den Augen der Erwachsenen als vernünftig erscheint, werden in den für sie gedachten Spots eher Spaß, Coolness und Zusatznutzen der Produkte (z.B. Sammelpunkte oder ein Extraspielzeug) betont. Vor allem Vorschulkinder verstehen noch keine Argumente. Sie entscheiden sich meist für ein Produkt, weil die Farbe oder die darauf abgebildete Figur sie optisch anspricht. Zauberformel für die Werber ist also eine kindgerechte Produktkampagne in Kombination mit einer Rückversicherung für die Eltern (vgl. THORBRIETZ 2002, 50).

Mit etwa sechs Jahren bekommen viele Kinder zum ersten Mal Taschengeld, über das sie weitgehend eigenständig verfügen dürfen, und werden somit selbst zu aktiven Kunden mit enormer Kaufkraft. Dem Taschengeld-Kalender des Münchner Instituts für Jugendforschung zufolge betragen die Einnahmen der knapp sechs Millionen Kinder zwischen sechs und zwölf Jahren in Deutschland jährlich in etwa 1,8 Milliarden Euro (Taschengeld und weitere Geldzuwendungen). Demzufolge verfügen die Sechs- bis Neunjährigen über durchschnittlich 271 Euro im Jahr, die zehn- bis zwölfjährigen Kinder über rund 330 Euro. Die meisten Kinder sparen etwa die Hälfte ihres Geldes an, um sich später etwas davon zu kaufen. Obwohl die kleineren Kinder von sechs bis neun Jahren selten ohne ihre Eltern einkaufen, wird in allen Altersgruppen das meiste Geld in Süßigkeiten und Eis investiert.

Ab dem Alter von sechs Jahren werden Kinder außerdem für die Werber attraktiv, da sie nun ein Interesse für einzelne Marken entwickeln. Hinsichtlich der Süßigkeiten sind es schon bei den kleineren Kindern bereits 66 %, die zuhause Zugriff auf diejenigen Produkte haben, die sie sich wünschen. Bei den Neun- bis Vierzehnjährigen sind es über 70 %. Andere Lebensmittel sind nicht so stark markengebunden wie Süßwaren. Hier nehmen vor allem der Geschmack und die Vorlieben der

Freunde und Gleichaltrigen eine Vorbildfunktion ein (zit. nach THORBRIETZ 2002, 51).

Eine Studie aus Großbritannien bestätigte den enormen Werbeeinfluss auf die jungen Konsumenten. So verzehrten die Kinder, die zuvor Werbung für Süßigkeiten im Fernsehen gesehen hatten, anschließend größere Mengen davon als diejenigen, denen man Werbefilme für andere Produkte zeigte. Dabei waren vor allem dicke Kinder sehr anfällig. Während normalgewichtige Kinder um 84 % mehr Süßes aßen als ohne Werbung, verzehrten dicke Kinder durchschnittlich sogar 101 % mehr. Adipöse Kinder naschten sogar um 134 % mehr als sonst (vgl. FOCUS ONLINE 2008).

5.1.2 Weitere Werbewege

Neben dem Fernsehen stellt auch das *Internet*, das aufgrund seiner geringen Regulierbarkeit eine besondere Gefahrenquelle für Kinder und Jugendliche darstellt, ein "neues und im Wachstum begriffenes Werbemedium für Lebensmittelanbieter" (MATTHEWS et al. 2005, 3) dar.

Eine weitere zielgerichtete Werbemaßnahme ist die bewusste *Gestaltung der Supermärkte*, durch die sich verschiedene Kinderlebensmittel wie Kekse und Nudeln in lustigen Formen, Kinderjoghurts und Bärchenwurst etc. in sicht- und greifbarer Höhe der Kinder befinden. *Süßigkeitenregale* neben der Kasse, die von den Kleinen ebenfalls leicht erreichbar sind, zwingen die Eltern oft zum Kauf, um Wutausbrüche in der Warteschlange zu umgehen. Auch hier erzielt die Werbung ihre Wirkung (vgl. THORBRIETZ 2002, 57).

In den USA ist die werbende Industrie inzwischen sogar in die *Schulen* vorgedrungen. Dort zahlen z.B. große Getränkehersteller wie Coca Cola bis zu 750 Millionen Dollar pro Jahr, um ihre Automaten an Schulen aufstellen zu dürfen. An einer amerikanischen High School beispielsweise beteiligte sich der Konzern finanziell an der Schulausstattung. Als Gegenleistung für das sogenannte Schulsponsoring darf er seine Getränke dort vermarkten, Plakate auf dem Schulgelände anbringen und Schule sowie Schüler als Werbeträger nutzen (vgl. THORBRIETZ 2002, 57).

Auch in Deutschland versucht die Werbeindustrie bereits, die Schulen als neue Plattform zu nutzen. Berlin ist dabei das erste Bundesland, das aus Gründen finanzieller Bedrängung das Werbeverbot an Schulen aufhob und damit Logos und Poster verschiedener Sponsoren in der Schule erlaubte (vgl. ebd., 58).

Ein Beispiel für die Werbewirtschaft an Schulen ist die Werbeaktion "Kellogg's Frosties für Schulsport", die der Zerealienhersteller Kellogg's 2003 auf Verpackungen und im Internet propagierte. Hierbei sollten die Schüler eine relativ hohe Zahl sogenannter "Tony Taler" sammeln und diese gegen verschiedene Sportmaterialien für die Schule eintauschen. Die Taler waren durch den Kauf von Kellogg's-Frosties oder Kellogg's-Chocos-Packungen erhältlich - beides Produkte mit einem hohen Anteil an Fett und Zucker. Um die gesammelten Taler eintauschen zu können, mussten die Schüler einen Stempel der Schule in ihrem Sammelheft vorweisen. Die Verbraucherzentrale Bundesverband (vzbv) verklagte das Unternehmen und appellierte an den Bildungs- und Erziehungsauftrag der Schulen, der unter anderem beinhaltet, die Schülerinnen und Schüler wenigstens dort vor einem übermäßigen Werbeeinfluss zu bewahren (vgl. VZBV 2003). Im Mai 2003 gründete die Verbraucherzentrale das Projekt "Kinderkampagne", um über den richtigen Umgang mit Werbung, Medien und den beworbenen Produkten aufzuklären und zu informieren und darüber hinaus die Werbekompetenz unter Kindern und Jugendlichen sowie die Verantwortung von Eltern, Erziehern und Lehrern für deren Vermittlung zu fördern (www.kinderkampagne.de). Weitere Tipps, die Eltern dabei helfen können, ihr Kind im Umgang mit Werbung sicher zu machen, finden sich beispielsweise. bei Ellen NIESWIODEK-MARTIN (2006, 52).

Aufgrund des erschreckenden Einflusses der Lebensmittelwerbung auf Kinder und Jugendliche (vgl. BIRCH/FISHER 1998, 543; HASTINGS et al. 2003) fordert die Weltgesundheitsorganisation (WHO) die Politik dazu auf, Werbung für zucker- und fetthaltige Nahrungsmittel per Gesetz einzuschränken. Innerhalb der EU diskutieren Experten darüber, zumindest die speziell an Kinder unter 12 gerichteten Werbespots für ungesunde Nahrungsmittel zu verbieten, so wie es in den Ländern Norwegen und Schweden bereits der Fall ist (vgl. FOCUS ONLINE 2008). Der Süßwarenkonzern "Masterfoods" ging bereits mit gutem Beispiel voran und stellte im Jahr 2007 jegliche Werbemaßnahmen für seine Schokoriegel "Mars" und "Snickers" sowie für die Marken "Twix", "M&M's", "Bounty" und "Milky Way" ein, die sich an Kinder unter zwölf Jahren richteten (vgl. SÜDDEUTSCHE.DE 2007).

5.2 Kinderlebensmittel

Seit einigen Jahren häufen sich auf dem Markt Lebensmittel, die die Werbeindustrie als "für Kinder besonders geeignet" propagiert. Zusammengefasst werden diese unter dem Begriff "Kinderlebensmittel", für den eine lebensmittelrechtliche Definition bisher allerdings fehlt (vgl. KERSTING et al. 2003, 96). Nach Melanie DÜREN und Mathilde KERSTING (2003, 16) vom Forschungsinstitut für Kinderernährung zeichnen sich Kinderlebensmittel dadurch aus, dass sie entweder die Aufschrift "für Kinder" oder "Kids" tragen, eine auffällig gestaltete Verpackung und/oder eine spezielle Formung (z.B. Tier- oder Comicfiguren) haben, kleine Beigaben (wie Aufkleber, Sammelbilder oder Spielfiguren) enthalten oder mit speziell an Kinder gerichteten Werbungen der Hersteller verbunden sind.

Im Rahmen einer Marktanalyse im Raum Dortmund im Mai 2001 wurden insgesamt 244 Kinderlebensmittel ermittelt und in verschiedene Kategorien eingeteilt. Bei der größten Gruppe von Kinderlebensmitteln handelt es sich um *Süßigkeiten und Gebäck* (44 %) wie Speiseeis, Schokoladenprodukte, Bonbons und Salzstangen, gefolgt von *Milchprodukten* in Form von Fruchtjoghurts, Frischkäse- und Quarkzubereitungen. Daneben werden spezielle *Frühstückszerealien, Brotaufstriche, Convenienceprodukte* (Fertiggerichte wie Nudelsuppen, Nudelgerichte, Pizza oder Pausenmahlzeiten) sowie zahlreiche *Getränke* in Form von Milchmischgetränken oder kalziumangereicherter Säfte oder Limonaden für Kinder produziert (vgl. ebd., 17 f.). Zwischen der ersten Erhebung 1997 und der zweiten 2001 hat sich das Angebot dieser Produkte zwar verdreifacht, ernährungsphysiologisch jedoch nicht nennenswert verbessert (vgl. ebd., 20).

Wie bereits erwähnt, nutzen Herstellerkonzerne vor allem die Kinderprogramme im Privatfernsehen als Werbefläche. Hier werden viele Kinderlebensmittel als "gesunde Zwischenmahlzeit" angepriesen. Allerdings entspricht keines der vom FKE getesteten Produkte in seinem Nährstoffgehalt den Zwischenmahlzeiten der "Optimierten Mischkost", da ihre Energie-, Fett- und Zuckeranteile deutlich zu hoch sind (vgl. ebd., 19). Schulkinder sollten täglich höchstens 50 - 60 Gramm Zucker verzehren. Diese Menge ist allerdings schon in zwei Portionen Kinderjoghurt, 2 Schokoriegeln oder zwei Gläsern Limonade enthalten (vgl. GESUNDHEIT.DE 2003). Aus diesem Grund sind diese Produkte eher den sogenannten "geduldeten" Lebensmitteln zuzurechnen, die nur ab und zu konsumiert werden sollten. Vor allem diejenigen Kinderlebensmittel, die als Pausensnack beworben werden, haben häufig eine Energiedichte, die eher den Hauptmahlzeiten in der Optimierten Mischkost entspricht. Neben dem zu hohen Anteil an Zucker enthalten Kinderlebensmittel häufig Aroma- und andere Zusatzstoffe wie Emulgatoren, Farb- und Konservierungsstoffe, auf die der Geschmack der Kinder mit der Zeit eingestellt wird (vgl. DÜREN/KERSTING 2003, 19).

Diese Gewöhnung kann eine Abwendung von natürlichen Lebensmitteln zur Folge haben. Außerdem können durch einige Farb- und Konservierungsstoffe Allergien ausgelöst werden, was vor allem für Asthmatiker, Aspirin-Allergiker und Kinder mit Ekzemen gefährlich ist.

Einen ähnlichen Gewöhnungseffekt wie die Aromen verursachen zugesetzte Zuckeraustauschstoffe. Hierbei handelt es sich entweder um süßende Stoffe mit einem vergleichbaren Energiegehalt wie Zucker, die für Diabetiker geeignet sind, oder um kalorienfreie Süßstoffe. Beide Formen sind für Kinder nicht geeignet, da sie eine gegenüber Zucker bis zu 3000mal höhere Süßkraft haben und dadurch die Reizschwelle für Süßes immer mehr erhöhen. Dies führt zu einer wachsenden Vorliebe sehr süßer Produkte (vgl. GESUNDHEIT.DE 2008).

Außerdem sind viele Produkte (41 %) mit verschiedenen Nährstoffen angereichert. Bei den getesteten Getreideprodukten waren es sogar 95 %. Hauptsächlich handelt es sich um Vitamine sowie Kalzium und Eisen (diese jedoch seltener und in geringerer Dosierung). Ein ernährungsphysiologisches Konzept ist hinter der Anreicherungspraxis nicht erkennbar. Fakt ist jedoch, dass durch die teilweise extreme Anreicherung der tägliche Nährstoffbedarf der jungen Konsumenten bis um das Doppelte überschritten werden kann (vgl. CLAUSEN/KERSTING 2003, 19 f.) Die Ergebnisse der EsKiMo-Studie bestätigen, dass die Aufnahme bestimmter Vitamin- und Mineralstoffe bei vielen Kindern und Jugendlichen deutlich über den Empfehlungen liegt (vgl. Kap. 3.2.4.1), was die Energie- und Nährstoffzufuhr aus dem Gleichgewicht bringt und deshalb nicht gesundheitsfördernd ist. Mehr bringt nicht automatisch mehr. Im Gegenteil: Zu viel Kalzium treibt das Magnesium aus dem Körper, zu viel Vitamin A senkt die Abwehrkräfte, zu viel Vitamin C zerstört Vitamin B12. Außerdem entfalten viele Vitamine und Mineralstoffe ihre Wirkung erst in Kombination mit anderen Stoffen (z.B. Fettstoffe) (vgl. VON BETTERAY 2006, 12f.). Der tägliche Kalziumbedarf von 700 mg bei Kindern kann durch den Verzehr von Kinderlebensmitteln sogar um das Zweieinhalbfache überschritten werden. Bei

Erwachsenen kann eine Überversorgung mit diesem Nährstoff (mehr als 3 g/Tag) zu Muskellähmungen oder Nierenverkalkungen führen. Da eine Zunahme der Anreicherungspraxis in der Industrie zu erwarten ist, besteht nach THORBRIETZ (2002, 66) dringender Forschungsbedarf bezüglich der bisher nicht bekannten Grenzwerte für Kinder.

Etwa 74 % aller Eltern kaufen – laut einer Umfrage der Verbraucherzentrale Nordrhein-Westfalen und des WDR – regelmäßig Kinderlebensmittel. Knapp 36 % sind davon überzeugt, dass die Produkte für Kinder besonders geeignet sind (vgl. GRIMM/SABERSKY 2005, 100). Allerdings enthalten diese nur selten das, was ihre Werbebotschaften und Verpackungsaufschriften versprechen.

Wollte z.B. ein neunjähriges Kind seinen täglichen Kalziumbedarf decken, müsste es 17 Milchschnitten essen und hätte dann gleichzeitig 40 Stück Würfelzucker und ein halbes Päckchen Butter zu sich genommen. Auch Kinderjoghurts enthalten häufig zu viel Zucker und sind aufgrund ihrer Frischkäsebasis häufig sehr fettreich (vgl. GESUNDHEIT.DE). Limonaden, die Kinder und Jugendliche den Ergebnissen der EsKiMo-Studie zufolge viel zu häufig konsumieren (vgl. Kap. 3.2.4.2), bestehen nur zu geringen Teilen aus Fruchtsaft. Der Großteil entfällt auf Wasser, Aromastoffe und sehr viel Zucker. Auch Fruchtsaftgetränke enthalten nur 6-30 % Fruchtsaft. Da sie oft durch Kalzium- und Vitaminzugaben aufgewertet werden, erhalten diese an sich vitamin- und mineralstoffarmen und stark gezuckerten Produkte unverdient ein gesundes Image und führen viele Eltern in die Irre.

Zu den am stärksten bearbeiteten Kinderlebensmitteln zählen die Frühstückszerealien. Diese bestehen hauptsächlich aus Mehl, Wasser und Aromastoffen sowie bis zu 40 % aus Zucker und zahlreichen zugesetzten Vitamin- und Mineralstoffen (vgl. GESUNDHEIT.DE). Da sie nur in den seltensten Fällen aus Vollkorn hergestellt werden, liefern sie kaum wertvolle Nährstoffe (vgl. GRIMM/SABERSKY 2005, 101). Das FKE empfiehlt deshalb, Kindern morgens zuckerfreie Müslis mit Milch oder Joghurt anzubieten und diese mit frischen Früchten zu süßen, um sie mit ausreichend wertvoller Energie in den Tag zu schicken (vgl. KERSTING et al. 2003, 75).

An speziellen Kinder- bzw. Juniormenüs bemängelt die Stiftung Warentest, dass sie zu viel Salz, zu viel Soße und zu wenig Gemüse enthalten (vgl. GESUNDHEIT.DE). Zwar beinhalten die Produkte die Grundnährstoffe Eiweiß, Fett und Kohlenhydrate in einem ausgewogenen Verhältnis, dennoch eignen sie sich nicht als Hauptmahlzeit, da sie zu wenige Kalorien liefern, um Kinder im Wachstum mit ausreichend Energie zu versorgen. Außerdem werden auch hier von Nudeln oder Reis selten die vitamin- und ballaststoffreichen Vollkornvarianten ausgewählt. Die breiige Konsistenz führt zudem dazu, dass das Essen einfach geschluckt und kaum gekaut werden muss. Dadurch wird es schnell verdaut und die Kinder bekommen bald wieder Hunger (vgl. GRIMM/SABERSKY 2005, 113f.).

Eine Bewertung von 52 aktuell auf dem Markt erhältlichen Kinderlebensmitteln nach Zucker-, Fett- und Natriumgehalt erstellte jüngst die Verbraucherzentrale Nordrhein-Westfalen mithilfe eines Ampelsystems. Auch hier schnitten die meisten Produkte (insbesondere Zerealien, Milchprodukte und Getränke) sehr schlecht ab (vgl. KEMNA/POSDORF 2009, 42ff.).

Fazit: Kinderlebensmittel bieten gegenüber normalen Lebensmitteln keine ernährungsphysiologischen Vorteile und können durch ihren häufig zu hohen Zucker- und Fettanteil bei zusätzlichem Bewegungsmangel der Konsumenten Übergewicht begünstigen (vgl. DGE 2000, 1). Ab dem ersten Lebensjahr können und sollen Kinder am normalen Familienessen beteiligt werden. Durch die Orientierung am Ernährungskonzept der Optimierten Mischkost "optimiX" werden Kinder ausreichend und gesund versorgt (vgl. KERSTING et al. 1998; KERSTING et al. 2003). Auch die Landesinitiative Bewusste Kinderernährung (BeKi) lehnt Kinderlebensmittel ab (vgl. FELLMETH 2007, 14). Bei Kindern, die diese Produkte dennoch regelmäßig zu sich nehmen, ist es wichtig, die anderen Lebensmittel sorgfältig auszuwählen, "um ein dem Alter entsprechendes Essverhalten und eine bedarfsgerechte Energie- und Nährstoffversorgung zu gewährleisten" (DGE 2000, 2), die, wie Kapitel 8 in aller Deutlichkeit zeigen wird, wesentlich für die optimale Entfaltung der kognitiven Ressourcen von Kindern und Jugendlichen ist und sie in ihrem Lernen unterstützt.

5.3 Fastfood in der Ernährung von Kindern und Jugendlichen

Neben Kinderlebensmitteln erfreut sich in den letzten Jahren auch sogenanntes "Fastfood" zunehmender Beliebtheit und wurde somit zu einem – bezüglich der (Fehl-)Ernährung von Kindern und Jugendlichen – heftig diskutierten Thema. Obwohl es häufig mit Begriffen wie "ungesund" oder "minderwertig" assoziiert wird, übt es auf Kinder und Jugendliche "einen besonderen Reiz aus und ist häufig Bestandteil jugendlicher Lebenskultur" (Raithel 2002, 344).

In die Diskussion geraten ist Fastfood vor allem seit der rapiden weltweiten Verbreitung der in den 60er Jahren in den USA entstandenen Schnellrestaurantketten, die sich am Beispiel von McDonald's besonders gut verdeutlichen lässt. "Während das Unternehmen [...] 1968 in den USA nur lediglich 1.000 Restaurants betrieb, besaß es gut 30 Jahre später weltweit bereits 28.000 Filialen" (Kersting/Sichert-Mellert 2006, 10). Schneller Service, internationale Normierung der Speisen und eine zwanglose Atmosphäre kennzeichnen die in Deutschland so genannte Systemgastronomie (vgl. ebd., 10).

Im Folgenden wird der Begriff Fastfood für alle warmen Speisen und für Getränke verwendet, die in verschiedenen Arten von Schnellrestaurants eingenommen werden können.

Hierzu zählen neben "modernen" Varianten wie Burgerketten, Pizzerien und Dönerständen auch "klassische" Angebote wie Imbissbuden mit Pommes frites oder Bratwürsten. 2002 belief sich die Zahl derartiger Schnellrestaurants in Deutschland auf 9.000, geführt von 30 Unternehmen. 300 Filialen wurden in diesem Jahr neu eröffnet, mehr als ein Drittel davon allein von McDonald's und Burger King (vgl. ebd., 10).

5.3.1 Auswirkungen des Fastfood-Verzehrs

Die Auswahl an Fastfoodspeisen ist groß. Neben zahlreichen Geflügelprodukten (z.B. Chicken Nuggets, Wings, Brathähnchen) und Burgern (z.B. Hamburger, Cheesburger, Gemüseburger), können Pommes frites, Pizza, Fleisch- und Wurstgerichte (z.B. Brat-, Curry- oder Bockwurst, Hotdog, Frikadelle) sowie "orientalisches" Fastfood (Döner, Falafel, Börek, Pide, Lahmacun) und sonstige Angebote wie Fischbrötchen oder Wraps als schnelle Mahlzeit ausgewählt werden (vgl. Mensink et al. 2007a, 65).

Derartige Speisen enthalten jedoch sehr viel Fett und Kalorien, hingegen kaum Ballaststoffe. Der Großteil der angebotenen Getränke besteht aus gezuckerten Limonaden, die in Deutschland der Gruppe der Erfrischungsgetränke (Softdrinks) zugeordnet werden. Darüber hinaus finden sich in den meisten Produkten "Lebensmittelzusatzstoffe zur Stabilisierung, Färbung und Aromatisierung" (RAITHEL 2002, 344), auf deren Bedeutung bereits im Abschnitt über Kinderlebensmittel eingegangen wurde.

Oft bieten die Filialen ihre Produkte in größeren Portionen an, kombinieren beispielsweise einen Burger mit Pommes frites und einem Getränk zu einem Menü (vgl. KERSTING/SICHERT-MELLERT 2006, 10 f.). Da eine solche Kost jedoch im Vergleich zu ihrer hohen Energiedichte nur ein relativ geringes Nahrungsvolumen hat, ist ihm eine geringe Sättigungswirkung zuzuschreiben. Dies gilt heute als evidenzbasierter Risikofaktor für eine energetische Überversorgung und kann Übergewicht und Adipositas begünstigen (vgl. SWINBURN et al. 2004, zit. nach KERSTING/SICHERT-MELLERT 2006, 11). Unterstützt wird diese Tatsache dadurch, dass der Anteil an Ballaststoffen, die die Verdauung der Nahrung verzögern und somit zu einem länger anhaltenden Sättigungsgefühl beitragen, ebenfalls sehr gering ist (vgl. KERSTING/SICHERT-MELLERT 2006, 11).

Ebenso problematisch ist der hohe glykämische Index[2] stark verarbeiteter, kohlenhydrathaltiger Lebensmittel (z.B. Pommes frites oder Weißbrot) sowie zuckerhaltiger Getränke, was bedeutet, dass sich durch ihren Verzehr der Blutzucker des Konsumenten stark erhöht. Der häufige Verzehr von Lebensmitteln mit hohem glykämischen Index fördert u.a. die Entstehung von Übergewicht, denn ein starker Blutzuckeranstieg löst eine hormonelle Gegenreaktion (Insulinausschüttung o.ä.) aus. Folge dieser Reaktion ist ein bald erneut auftretendes Hungergefühl und somit eine erhöhte Nahrungs- und Energieaufnahme (vgl. ALEXY et al. 2006, 74f.). Auch spielt ein gemäßigter, stabiler Blutzuckerspiegel eine entscheidende Rolle für die kognitive Leistungsfähigkeit (ausführlich in Kap. 8.2.1). Fastfood muss somit zusätzlich eine schädliche Wirkung auf das Lernen von Kindern und Jugendlichen zu Lasten gelegt werden.

Fastfood kann sich zudem indirekt auf eine gesunde Ernährung auswirken, denn Personen, die die Produkte häufig verzehren, essen einer Studie zufolge zum Beispiel seltener Obst und Gemüse und legen weniger Wert auf eine gesunde Ernährung (vgl. RAITHEL 2002, 346). Da-

2 Der glykämische Index ist ein "Parameter zur Angabe des Blutzuckeranstiegs nach Verzehr einer bestimmten Menge eines Nahrungsmittels, bezogen auf dieselbe Menge einer reinen Glucosemahlzeit (GI = 100 %). GI-Werte gelten für einzelne Nahrungsmittel" (Pschyrembel. Klinisches Wörterbuch. 2004).

durch ist es schwierig, die Aufnahme des energiereichen, nährstoffarmen Fastfoods durch vitamin- und ballaststoffreiche Nahrungsmittel ausreichend zu kompensieren und so eine ausgewogene Ernährung, entsprechend den Empfehlungen, zu praktizieren (vgl. KERSTING/SICHERT-MELLERT 2006, 11). Wie sich Mangelzustände hinsichtlich bestimmter Vitamine oder Mineralstoffe beeinträchtigend auf die Entwicklung und das Lernen von Kindern und Jugendlichen auswirken können, wird in Kapitel 8 ausführlich diskutiert.

Viele Menschen haben Schwierigkeiten mit dem richtigen Einschätzen von Portionsgrößen und essen deshalb von größeren Portionen mehr als von kleineren. "Während 3-jährige Kinder von unterschiedlich großen Portionen noch dieselbe Menge essen, reagieren schon Kinder ab 5 Jahren auf den externen Stimulus mit einem vermehrten Verzehr von größeren Portionen und nehmen somit mehr Energie auf" (KERSTING/SICHERT-MELLERT 2006, 12). Auch dies erhöht auf Dauer die Wahrscheinlichkeit von Übergewicht und schadet der Gesundheit sowie dem Lernen (vgl. Kap. 4 u. 8).

Ergänzend soll an dieser Stelle angeführt werden, dass kohlenhydratreiche Lebensmittel, die in "trockenen" Erhitzungsmethoden mit Temperaturen deutlich über 100 Grad (z.B. beim Grillen, Braten, Frittieren) zubereitet werden, einen gesundheitsschädlich erhöhten Anteil an (DEF) Acrylamid aufweisen. "Acrylamid ruft im Tierversuch Mutationen und genotoxische Effekte hervor" (WASKOWMÜHLENZ 2002, 143), wirkt außerdem krebserregend und erhöht "die Häufigkeit von Tumoren in verschiedenen Organen" (ebd., 143). Vor allem Kinder, die häufig frittierte Pommes, zu lang gegrillte Bratwürste o.ä. zu sich nehmen, überschreiten die Empfehlungen der WHO (täglich 1 µg Acrylamid) leicht um das Zehnfache. Rohe Lebensmittel oder solche, die in Wasser gekocht wurden, enthalten hingegen wenig bzw. kein Acrylamid (vgl. ebd., 143).

5.3.2 Fastfood-Konsum von Kindern und Jugendlichen in Deutschland

Die Ergebnisse der vom Forschungsinstitut für Kinderernährung in Dortmund durchgeführten *DONALD-Studie* zeigten, dass der Fastfood-Konsum in Deutschland noch weit von amerikanischen Verhältnissen entfernt ist (vgl. KERSTING/SICHERT-MELLERT 2006, 11). Seit der explosionsartigen Verbreitung der Fastfood-Ketten in den USA ist die Zahl übergewichtiger Kinder dort um das Doppelte gestiegen (vgl. SCHLOS-

SER 2002). Während 30 bis 40 % der 2- bis 19-jährigen Amerikaner mindestens jeden zweiten Tag Fastfood essen, zeigten die Auswertungen des Forschungsinstituts für Kinderernährung (DONALD-Studie), "dass in Deutschland etwa ein Drittel der männlichen und etwa ein Sechstel der weiblichen Jugendlichen mindestens einmal pro Woche Fastfood verzehren. Die Verzehrhäufigkeit steigt von der Altersgruppe der Vorschulkinder bis zu den Jugendlichen um das 2,5fache an" (KERSTING/SICHERT-MELLERT 2006, 11). Dennoch sind es lediglich etwa 9 %, die öfter als zweimal pro Woche Fastfood konsumieren (vgl. RAITHEL 2002, 344). Diese Resultate zeigen, dass Fastfood zwar einen festen, jedoch keinen dominierenden Bestandteil der Ernährung von Kindern und Jugendlichen in Deutschland darstellt.

Auch im Rahmen der *EsKiMo-Studie* des Robert Koch-Instituts wurde der Fastfoodverzehr von Jugendlichen unter die Lupe genommen. Da nach MENSINK et al. (2007c, 619) vor allem im Jugendalter vermehrt Fastfood konsumiert wird, wurden bei EsKiMo lediglich die Aussagen der 12- bis 17-Jährigen ausgewertet.

Die Ergebnisse zeigen, dass in dieser Altersgruppe 96 % der Probanden im Befragungszeitraum von vier Wochen mindestens ein Fastfood-Produkt gegessen haben. In allen Altersstufen sowie bei beiden Geschlechtern ist Pizza das in den größten Mengen verzehrte Produkt. Orientalische Schnellgerichte (wie Döner, Falafel, u.ä) folgen auf Platz zwei. Während bei den Jungen Burger an dritter und Pommes frites an vierter Stelle folgen, essen Mädchen mehr Pommes frites als Burger. "In allen Fastfood-Gruppen liegen die mittleren Verzehrsmengen bei den Jungen deutlich höher als bei den Mädchen" (MENSINK et al. 2007a, 66).

Durchschnittlich nehmen Jugendliche in Deutschland ca. 6,6 % der persönlichen Gesamtenergiezufuhr über Fastfood auf (ca. 191 kcal/Tag), wobei es hier erhebliche Unterschiede zwischen den Geschlechtern gibt (Mädchen: 126 kcal/Tag = 5,5 %, Jungen: 252 kcal/Tag = 7,7 %). Die mittlere tägliche Energiezufuhr über Fastfood ist bei den männlichen Jugendlichen sogar doppelt so hoch wie bei den weiblichen. Zudem ist bei den Jungen eine generell steigende Energiezufuhr über Fastfood-Produkte mit steigendem Alter zu beobachten, was bei den Mädchen nicht zutrifft (vgl. ebd., 66 f.).

Als spezielle Risikogruppe sind diejenigen Jugendlichen zu bezeichnen, die besonders viel Energie über Fastfood aufnehmen. Hierbei handelt es sich um eine Zahl von 6 %, deren mittlere Energiezufuhr aus Fastfood sich auf über 500 kcal beläuft. Auch hier lassen sich deutliche Geschlechtsunterschiede ausmachen. 10 % der männlichen steht hierbei nur 1 % der weiblichen Jugendlichen gegenüber. "Diese Jugendlichen decken im Mittel 19 % ihrer täglichen Energiezufuhr über Fastfood" (ebd., 67). Gleichzeitig handelt es sich hierbei um Probanden, die nicht nur mehr Energie aus Fastfood, sondern generell deutlich mehr Energie am Tag aufnehmen. Verglichen mit 2.515 kcal, die andere Jugendliche pro Tag durchschnittlich aufnehmen, sind es bei denjenigen mit dem erhöhten Fastfood-Konsum im Mittel 4.184 kcal pro Tag (vgl. ebd., 67). Daran zeigt sich, dass besonders Jugendliche, die ohnehin zu viel essen, eine Vorliebe für Fastfood haben, was präventive oder intervenierende Maßnahmen teilweise erschweren kann.

Den vermuteten Zusammenhang zwischen dem Konsum von Fastfood und der Prävalenz von Übergewicht bestätigte die DONALD-Studie des FKE. Kinder und Jugendliche, die Fastfood konsumierten, hatten je nach Alter eine um 7 bis 15 % höhere Energiezufuhr und in den meisten Untergruppen auch einen höheren Body-Mass-Index als Nicht-Konsumenten. In Studien, in denen ausschließlich die Verzehrhäufigkeiten von Lebensmitteln und Getränken erfragt wurden, ließen sich keine derart starken Zusammenhänge bei Kindern und Jugendlichen in Deutschland feststellen.

Problematisch ist, dass Kinder und Jugendliche, die Fastfood zu sich nehmen, die dadurch erhöhte Energiezufuhr nur unvollständig kompensieren. Die hochkalorischen Menüs werden als "Zwischendurch-Mahlzeit" betrachtet, obwohl sie im Schnitt etwa 1.350 kcal mehr beinhalten als eine Hauptmahlzeit der "optimierten Mischkost" (vgl. KERSTING/SICHERT-MELLERT 2006, 11 f.).

5.3.3 Überlegungen zur Beliebtheit von Fastfood bei Kindern und Jugendlichen

Obwohl die sogenannte Systemgastronomie und ihre Produkte einen eher schlechten Ruf haben, üben sie einen besonderen Reiz auf Kinder und Jugendliche aus. Diese Tatsache ist weniger auf die Qualität der dort zu erwerbenden Produkte als vielmehr darauf zurückzuführen, dass die Restaurants konsequent die Bedürfnisse der Kinder und Jugendlichen berücksichtigen. "Keine gesitteten Tischmanieren, kein

Umziehen vor dem Essen, die Auswahl dessen, was der "Teen" essen will, steht ihm vermeintlich frei, auf die gewohnten Essutensilien wie Geschirr und Besteck wird verzichtet, und kleine Snacks sind billig zu haben" (ebd., 142). Dass die Aufmachung der einzelnen Filialen überall gleich ist, vermittelt den jungen Konsumenten "Verhaltenssicherheit, die nicht von Autoritätspersonen gestört wird" (ebd., 142). Eric SCHLOSSER (2002, 15) beschreibt die "Uniformität" als Schlüssel zum Erfolg der Fastfoodbranche: "Franchiseunternehmen und Ketten bemühen sich, das exakt gleiche Produkt oder die gleiche Dienstleistung an zahlreichen Standorten anzubieten. Der Kunde fühlt sich zu bekannten Marken hingezogen, weil er instinktiv das Unbekannte meidet. Eine Marke vermittelt Sicherheit, denn ihre Produkte sind immer und überall gleich". Vor dem Hintergrund der EsKiMo-Ergebnisse, die eine lediglich geringe Teilnahmebereitschaft v.a. älterer Schüler an der Schulverpflegung konstatieren (vgl. Kap. 3.2.4.3), wären Überlegungen in Richtung einer *sinnvollen* Umgestaltung des Verpflegungsangebotes in Anlehnung an die Bedürfnisse und Vorlieben der Jugendlichen möglicherweise lohnenswert. Eine ausführliche Behandlung des Themenbereichs Schulverpflegung findet sich in Kapitel 10.3.

5.3.4 Empfehlungen

Kindern und Jugendlichen beliebte, obwohl ernährungsphysiologisch wenig wertvolle, Lebensmittel zu verbieten, wirkt aus psychologischer Sicht eher kontraproduktiv, da verbotene oder verknappte Dinge erst recht interessant sind (vgl. PUDEL/WESTENHÖFER 2003, 43 ff.).

Es empfiehlt sich daher, einen Kompromiss zu schließen. Sich auch hier am Konzept der "Optimierten Mischkost optimiX" des FKE Dortmund zu orientieren und stets die drei einfachen Regeln: *reichlich* energiefreie oder energiearme Getränke und pflanzliche Lebensmittel, *mäßig* tierische und *sparsam* fett- und zuckerreiche Lebensmittel, anzuwenden (vgl. KERSTING et al. 2003, 72) scheint sinnvoll.

Fastfood und zuckerhaltige Erfrischungsgetränke werden dabei denjenigen Lebensmitteln zugeordnet, die sparsam bzw. nur ab und zu verzehrt werden sollten. Für die Ernährung von Kindern und Jugendlichen bedeutet dies, dass eine grundsätzlich vernünftige Ernährung auch dann möglich ist, wenn 1-2-mal pro Woche Fastfood einschließlich eines Erfrischungsgetränkes konsumiert wird. Allerdings ist dabei von energiereichen Menüs abzuraten, auch wenn diese speziell als für Kinder geeignet umworben werden (vgl. Happy Meal von

McDonald's), "da die notwendige Kompensation der hohen Energiezufuhr bei anderen Mahlzeiten oft spontan nicht erfolgt und rationale Essentscheidungen bei Kindern noch nicht zu erwarten sind" (KERSTING/SICHERT-MELLERT 2006, 12).

Problematisch wird Fastfood vor allem dann, wenn sich Kinder und Jugendliche hauptsächlich davon ernähren und wenn sie es zusätzlich zu den üblichen Mahlzeiten verzehren (vgl. RAITHEL 2002, 344).

6 Kinderernährung vor dem Hintergrund sozialer Ungleichheit

Sowohl die Ergebnisse der KiGGS-Studie bezüglich Übergewicht und Adipositas (vgl. KURTH/SCHAFFRATH ROSARIO 2007) als auch weitere Daten und Fakten der Gesundheitsberichterstattung des Bundes (vgl. u.a. LAMPERT et al. 2007) identifizierten Kinder und Jugendliche aus sozial benachteiligten Familien als besonders gefährdete Gruppen. An dieser Stelle soll deshalb das Ernährungsverhalten der Betroffenen auf theoretischer und empirischer Basis näher beleuchtet werden, um als Grundlage weiterer Überlegungen in den folgenden Kapiteln zu dienen.

6.1 Das Konzept "Soziale Ungleichheit"

RAVENS-SIEBERER und ERHARD (2008, 39 f.) definieren auf Basis einer Literaturanalyse soziale Ungleichheit wie folgt: Der Begriff der sozialen Ungleichheit wird in der Alltagssprache meist mit Aspekten wie Bildung, berufliche Stellung und Einkommen assoziiert. Das Konzept des sozioökonomischen Status, das von der empirisch sozialwissenschaftlichen Forschung verwendet wird, formuliert etwas konkreter "die individuelle Position in einem durch Ungleichheit in der Verteilung von Privilegien und Wohlstand charakterisierten Gesellschaftsgefüge" (RAVENS-SIEBERER/ERHART 2008, 39). Je nachdem, wie stark diese Merkmale ausgeprägt sind, werden die Mitglieder einer Gesellschaft, aus Gründen der Vereinfachung, meist in eine hohe, eine mittlere und eine niedrige sozioökonomische Schicht[3] unterteilt. Des Weiteren berücksichtigt das Konzept der sozialen Ungleichheit "die mit dieser Stellung in der Gesellschaft verbundenen sozialen Vor- und Nachteile bezüglich der Verfügbarkeit oder Zugänglichkeit solcher Güter, wie z.B. Einkommen, Vermögen, Macht, Sozialprestige, Bildung oder Wissen" (ebd., 39). Diese Vor- und Nachteile wirken sich letztlich auch auf die Einstellungen sowie auf die Verhaltensgewohnheiten der Menschen aus.

Nach KLOCKE und LAMPERT (2005, 7) muss der Ressource Einkommen eine besonders bedeutsame Rolle innerhalb des multiplen Bedingungsgefüges von sozialer Ungleichheit und sozioökonomischer Benachteiligung zugeschrieben werden, da sie hinsichtlich der Lebensbedingungen und Teilhabechancen der Menschen zentral ist und sich

3 Heute wird eher der Begriff Milieu verwendet.

zudem Defizite in anderen Lebensbereichen durch ein hohes Einkommen leichter ausgleichen lassen.

Ravens-Sieberer und Erhard (2008) fassen weiterhin zusammen, dass die soziologische Ungleichheitsforschung den Fokus zunächst auf die berufliche Position und die Stellung innerhalb der Arbeitswelt sowie auf die daraus resultierenden Vor- und Nachteile richtete, sich dieser Blickwinkel jedoch allmählich um die Aspekte Bildung, Berufsstatus und Einkommen erweiterte.

Diese einseitige Betrachtung von Armut, allgemein definiert "über ein Einkommen unterhalb der Hälfte des Durchschnittseinkommens" (Kersting et al. 2003, 99), wurde mit der Zeit durch die Gesichtspunkte der Unterversorgung bzw. einer eingeschränkten soziokulturellen Teilhabe erweitert, die zudem die Lebensbereiche Arbeit, Ausbildung, Wohnen, Freizeit sowie die kulturelle Teilhabe mit einbeziehen (vgl. Ravens-Sieberer/Erhart 2008, 40). Vernooij (2007) weist darauf hin, "dass sich die traditionelle schichtspezifische Sozialisationsforschung [...] in neuerer Zeit nicht mehr gesellschafts-struktur-adäquat erweist. Neuere Forschungsansätze sind eher sozialstruktureller Art, d.h. sie beziehen neben ökonomischen, bildungs- und verhaltensbezogenen Faktoren, die eine Schicht charakterisieren, subjektive Einstellungs- und Handlungskomponenten mit ein. D.h. neben objektiven Gegebenheiten werden subjektive Komponenten, die bei ähnlichen Ausgangsbedingungen zu sehr verschiedenen Milieu- und Lebensstilen führen, in die Forschung einbezogen" (274). Nach Ellinger und Koch (2001) ergibt sich die soziale Position eines Menschen heutzutage "aus einem mehrdimensionalen Bedingungsgefüge" (284), das "ebenso wohlfahrtsstaatliche Leistungen (und die sich daraus ergebenden Veränderungen hinsichtlich der Arbeits- und Freizeitbedingungen sowie der Wohn- und Umweltbedingungen) als auch personale Merkmale (Alter, Generation, Nationalität, Familienverhältnisse, Region, Geschlecht)" (284) mit einbeziehen muss. "Lagemodelle erfassen neben dem berufstätigen Teil der Bevölkerung auch Gruppen, deren Versorgung hauptsächlich von wohlfahrtsstaatlichen Instanzen abhängt, und sie erlauben es, neben den "vertikalen" auch die "horizontalen Ungleichheiten" wie Geschlecht, Nationalität etc. zu berücksichtigen" (284).

6.2 Pierre Bourdieu: Sozialisation als Habitualisierung

Zahlreiche neuere soziologische Modelle und Konzeptionen versuchen auf theoretischer Basis einen Zusammenhang zwischen sozialer und gesundheitlicher Ungleichheit herzustellen. Von speziellem Interesse für diese Arbeit ist die Frage nach dem Zusammenhang zwischen sozialer Ungleichheit und dem Ernährungsverhalten der Menschen, die den jeweiligen Milieus angehören. Beispielhaft soll hier der Erklärungsversuch Pierre BOURDIEUS vorgestellt werden.

Innerhalb seiner Theorie der "Sozialisation als Habitualisierung" nehmen bezüglich des Zusammenhangs zwischen sozialer Benachteiligung und schlechter Gesundheit die *Verhältnisebene* und die *Verhaltensebene* zentrale Rollen ein. Die Verhältnisebene beschreibt vor allem die ungünstigen Lebensbedingungen soziokulturell benachteiligter Personen, die sich beispielsweise im Arbeits- und Berufsbereich zeigen und meist durch schlechte und beengte Wohnverhältnisse und durch eingeschränkte soziale Kontakte charakterisiert sind. Die damit verbundene Begrenztheit erschließbarer Freizeitangebote führt dazu, dass die Betroffenen kaum sinnvolle Anregungen für die Bewältigung ihrer körperlichen, psychischen und sozialen Alltags- und Entwicklungsaufgaben erhalten.

Die Verhaltensebene wiederum steht in unmittelbarer Wechselwirkung mit der Verhältnisebene und ist gekennzeichnet durch einen deprivierten Lebensstil, der nur wenige Möglichkeiten zur Bedürfnisbefriedigung der Person offenhält und der passives Verhalten, starke Minderwertigkeitsgefühle und schlechtes Gesundheitsverhalten mit einschließt (BOURDIEU 1982, 1997, zit. nach RAVENS-SIEBERER/ERHART 2008, 42).

Um mit diesen Lebensbedingungen besser fertigzuwerden, entwickelt die betroffene Person eine Kombination von Praktiken der Lebensbewältigung, die Bourdieu in seiner Theorie als *Habitus* bezeichnet. "Der Habitus fungiert als Vermittlungsglied zwischen der Stellung im sozialen Raum und dem für die jeweilige Position typischen Lebensstil, den Praktiken und Vorlieben, die von einer Person in dieser Stellung erwartet werden" (BOURDIEU 2004, 201). Obwohl der Habitus sowohl die soziale Wahrnehmung als auch das konkrete Handeln einer Person bestimmt, ist sich diese über dessen Wirksamkeit nicht direkt bewusst.

Nach Bourdieu (2004) beschreibt die jeweils spezifische Ausprägung eines solchen Habitus nicht nur "eine Ansammlung von Fähigkeiten und Fertigkeiten" (202), sondern einen Lebensstil, "eine Physiognomie, die über die gesamte Existenz erhalten und entwickelt wird" (202). Die Menschen entwickeln mit der Zeit bestimmte kulturelle Praktiken, die sich beispielsweise darin ausdrücken, wie sie ihre Wohnungen einrichten, ihre Freizeit gestalten, sich Informationen beschaffen, welche Umgangsformen sie pflegen, wie sie sich kleiden und eben auch, was sie für ein gutes Essen halten bzw. welche Ernährungsweise sie praktizieren (vgl. Ravens-Sieberer/Erhart 2008, 42).

Bourdieu (2007, 288 ff.) unterscheidet zudem einen aus Zwang entstandenen Notwendigkeitsgeschmack von einem freiheitlich entwickelten Luxusgeschmack, welche sich durch Gegensatzpaare wie Quantität vs. Qualität, Materie vs. Manier usw. voneinander abheben. Bezogen auf die Ernährung schreibt er den niedrigeren Sozialschichten einen Notwendigkeitsgeschmack zu, der sich hauptsächlich durch die Vorliebe für eine schwere, fettige und deftige Kost auszeichnet, die einer effektiven und kostensparenden Reproduktion der Arbeitskraft dient, während der Luxusgeschmack der sozial höheren Schichten durch eine Präferenz feiner, leichter und raffinierter Speisen charakterisiert ist, die Freiheit symbolisieren soll, sich von körperlicher Arbeit distanzieren zu können, um sich dem kulturellen Genuss zuzuwenden. Dabei stellt Bourdieu heraus, dass diese unterschiedlichen Geschmacksvorlieben nicht ausschließlich auf Einkommensdifferenzen zwischen den sozialen Schichten zurückzuführen sind, sondern auf den Habitus der Personen. Daraus ergibt sich, dass soziale Aufsteiger nicht selten ihren herkunftsspezifischen Geschmack beibehalten.

Da dieser Habitus schon früh im Rahmen des Sozialisationsprozesses entwickelt und inkorporiert wird, wirkt er sich bereits auf das Gesundheits- bzw. Ernährungsverhalten von Kindern und Jugendlichen aus (vgl. Ravens-Sieberer/Erhart 2008, 42).

Die in der Theorie beschriebenen Zusammenhänge zwischen sozialer Ungleichheit und gesundheitsrelevanten Aspekten, wie der richtigen Ernährungsweise, treffen Kinder besonders stark, denn das Gesundheits- bzw. Ernährungsverhalten wird im Sozialisationsprozess der Familie vermittelt und erworben. Die von den Eltern vorgelebten Muster bzw. Praktiken der Ernährung werden übernommen und unbewusst angeeignet (vgl. Schubert et al. 2004, 25), wie es Bourdieu in seiner

Theorie der Sozialisation als Habitualisierung beschreibt. Zudem können soziale Statusunterschiede bereits vorgeburtlich Einfluss auf die Gesundheit und Entwicklung eines Kindes nehmen, z.B. in Form von Mangel- oder Fehlernährung oder Tabakkonsum der Mutter während der Schwangerschaft (vgl. Kapitel 2.5), die oftmals mit Aspekten der Zugehörigkeit zu einem bestimmten sozialen Milieu in Verbindung gebracht werden (vgl. u.a. LAMPERT/BURGER 2004).

6.3 Empirische Befunde

Innerhalb der letzen Jahre wurden zahlreiche Untersuchungen und Studien durchgeführt, durch die es gelang, den theoretisch zu erwartenden Zusammenhang zwischen sozialer und gesundheitlicher Ungleichheit bei Kindern und Jugendlichen auch empirisch nachzuweisen. So ließ sich beispielsweise belegen, dass sozial benachteiligte Heranwachsende signifikant häufiger von Entwicklungsverzögerungen und Gesundheitsstörungen (wie Seh-, Sprach- und Hörstörungen, psychomotorische Störungen und psychiatrische Erkrankungen) betroffen sind als nicht benachteiligte Kinder und Jugendliche (BÖHM et al. 2003 zit. nach LAMPERT et al. 2007, 99). Auch ihr allgemeines Wohlbefinden ist vergleichsweise schlechter, sie leiden häufiger an Schlafstörungen, Kopf- und Magenschmerzen (vgl. KLOCKE/LAMPERT 2005, 14), hingegen seltener an Allergien (vgl. SCHLAUD et al. 2007). Außerdem praktizieren die Kinder und Jugendlichen ein ungünstigeres Gesundheitsverhalten, was z.B. ihre Mund- und Zahnhygiene (vgl. LAMPERT et al. 2007, 101 f.; SCHENK/KNOPF 2007) oder den Konsum von Nikotin betrifft (vgl. LAMPERT/THAMM 2007) und erleiden signifikant häufiger Verletzungen (vgl. LAMPERT et al. 2007, 101; auch KERSTING-DÜRRWÄCHTER/MIELCK 2001, 388f.). Die Ergebnisse des bundesweiten Kinder- und Jugendgesundheitssurveys KiGGS belegen darüber hinaus ein gehäuftes Auftreten psychischer Beeinträchtigungen innerhalb dieser Personengruppe (vgl. HÖLLING et al. 2007; auch Kap. 8.4.2). Verstärkt wird die Problematik unter anderem durch eine deutlich geringere Inanspruchnahme medizinischer Leistungen durch die Betroffenen (vgl. OBERWÖHRMANN/BETTGE 2007, 28; KAMTSIURIS et al. 2007c; auch VERNOOIJ 2007, 273).

Im Rahmen dieser Arbeit interessieren an dieser Stelle speziell diejenigen Untersuchungsergebnisse, die Aufschluss über die Ernährungspraktiken von sozial benachteiligten Kindern und Jugendlichen geben.

Zur Ernährung von Kindern und Jugendlichen aus sozial benachteiligten oder sogar in Armut lebenden Familien gibt es bisher erst wenige Studien, die jedoch allesamt belegen, dass die Ernährung in niedrigen sozialen Milieus im Allgemeinen schlechter ist als in wohlhabenden Kreisen. KERSTING et al. (2003) fassen zusammen: "Die Kinder kommen häufiger hungrig in die Schule, [...] essen seltener Gemüse und Vollkornbrot, aber häufiger Hamburger, Pommes frites und trinken häufiger Softdrinks als Kinder aus anderen Familien. Generell ist der Verzehr von Fett und gesättigten Fettsäuren unter Armutsbedingungen höher. Vorrangig werden preiswerte Grundnahrungsmittel wie Brot, Kartoffeln und Teigwaren gekauft, die gut sättigen. Ein reichlicher Verzehr dieser Lebensmittel wird in präventiven Ernährungsempfehlungen, wie z.B. in der Optimierten Mischkost, befürwortet. In Haushalten, die in Armut leben, fehlt es aber häufig an Kenntnissen und Fähigkeiten, eine kostengünstige und dennoch ausgewogene Ernährung umzusetzen" (100).

Auch im Rahmen der KiGGS-Studie wurden innerhalb des Befragungszeitraums detaillierte Informationen bzgl. der Ernährung von Kindern und Jugendlichen aus sozial benachteiligten Milieus erfasst, leider jedoch bisweilen nicht veröffentlicht.

Ein sehr differenziertes Bild über ernährungsspezifische Besonderheiten bietet die sogenannte "schichtspezifische Auswertung" der Nationalen Verzehrsstudie II, die jedoch erst Personen ab dem 14. Lebensjahr einbezieht (vgl. MRI 2008, 58ff.). Ähnlich verhält es sich mit der deutschen HBSC-Studie (**H**ealth **B**ehaviour in **S**chool-aged **C**hildren), durchgeführt im Jahr 2006 mit über 10.000 Schülerinnen und Schülern, in der lediglich Jugendliche im Alter von 11 bis 19 Jahren, und somit eine deutlich geringere Altersspanne als bei KiGGS (0 bis 17 Jahre), befragt wurden. Dennoch dient sie im Folgenden als Basis der Ausführungen, da sie umfassende Informationen speziell zum Ernährungsverhalten der jungen Bevölkerungsmitglieder (mit Blick auf die Risikogruppe) liefert und somit die Aussagen von KERSTING et al. (2003) detaillierter und durch neueste Erkenntnisse untermauert.

Während der soziale Status der Probanden im Rahmen von KiGGS direkt über Angaben der Eltern "zu ihrer Schulbildung und beruflichen Qualifikation, ihrer beruflichen Stellung und zum Haushaltsnettoeinkommen" (LANGE et al. 2007, 583) gemessen wurde, wurde bei der HBSC-Studie eine andere Vorgehensweise gewählt.

Anhand der sogenannten "Family Affluence Scale" (vgl. CURRIE et al. 1997) wurde der sozio-ökonomische Status der Familie durch verschiedene Indikatoren über die Angaben der Jugendlichen selbst erhoben. Der *familiäre Wohlstand* wurde hierbei zum einen durch vier Fragen bezüglich des familiären Besitzes an Autos (0, 1, 2 oder mehr) und Computern (0, 1, 2, 3 oder mehr), des Verfügens über ein eigenes (Kinder-) Zimmer und der Anzahl der in den letzten 12 Monaten durchgeführten Urlaubsreisen der Familie (0, 1, 2, 3 oder mehr) ermittelt. Die Antworten wurden anhand eines entsprechenden Algorithmus gewichtet und die Befragten entsprechend ihrer erreichten Punktwerte (0 bis 7) in Terzile eingeteilt, die einen niedrigen, einen mittleren oder einen hohen familiären Wohlstand anzeigen. Weiterhin wurden die Kinder und Jugendlichen zum *Beschäftigungsstatus* ihrer Eltern (Berufstätigkeit ja, nein, weiß nicht, sehe meinen Vater/meine Mutter nicht) sowie zu ihrer eigenen Einschätzung der familiären Lage (sehr gut, gut, durchschnittlich, nicht gut, überhaupt nicht gut) befragt.

6.3.1 Ernährungsroutinen, -gewohnheiten und -verhalten unter Berücksichtigung der sozialen Herkunft (HBSC-Studie)

Im Rahmen der Befragungen hinsichtlich ihrer *Ernährungsroutinen* sollten die Jugendlichen angeben, wie oft sie während der Schulwoche (Antwortmöglichkeiten: "nie", an "1", "2", "3", "4" oder "5" Tagen) und am Wochenende frühstücken. Über zwei Drittel aller befragten Jugendlichen gaben dabei an, während der Schulwoche täglich zu frühstücken. An den Wochenenden sind es sogar 88,4 Prozent, wobei hinsichtlich der Regelmäßigkeit der Frühstückseinnahme mit zunehmendem Alter der Jugendlichen sowohl unter der Woche als auch am Wochenende ein abnehmender Trend zu beobachten ist. Außerdem sind es vor allem die Mädchen, die während der Schulwoche häufiger auf ihr Frühstück verzichten (vgl. HÄHNE/DÜMMLER 2008, 99f.). Die Auswertungen der HBSC-Studie zeigen hier "große Unterschiede zwischen den Jugendlichen der drei Wohlstandsgruppen" (LAMPERT et al. 2007, 110). Mädchen und Jungen aus dem niedrigsten sozialen Milieu verlassen das Haus an Schultagen fast doppelt so oft ohne Frühstück wie Gleichaltrige, die aus dem bestpositionierten Milieu stammen. Auch in der mittleren Wohlstandsgruppe frühstücken die Kinder etwas häufiger. Ähnliche Zusammenhänge lassen sich beobachten, wenn man den Berufsstatus der Eltern oder die Schulform, die die Jugendlichen besuchen, als Ausgangspunkt nimmt (vgl. ebd., 110).

Des Weiteren wurden die Jugendlichen in der HBSC-Studie zu ihren *Ernährungsgewohnheiten* befragt. Hierzu bat man sie, die Häufigkeit ihres wöchentlichen Verzehrs an Obst, Gemüse, Süßigkeiten und zuckerhaltigen Getränken (Softdrinks) anzugeben (Antwortkategorien: "nie", "seltener als einmal pro Woche", "einmal pro Woche", "2-4 Tage in der Woche", "5-6 Tage in der Woche", "täglich", "mehrmals täglich") (vgl. Hähne/Dümmler 2008, 100). Wie bereits in Kapitel 2 erläutert, zählen Obst und Gemüse zu den Lebensmitteln, die nach den Empfehlungen des Forschungsinstituts für Kinderernährung häufig verzehrt werden sollten, während Süßigkeiten und Softdrinks der Kategorie "geduldete Lebensmittel" zugeordnet werden und daher nur ab und zu konsumiert werden sollten (vgl. Kersting et al. 2003, 70).

Der soziale Wohlstand der Herkunftsfamilie fungiert auch hier als signifikante Einflussgröße: Jugendliche aus dem unteren Wohlstandsterzil praktizieren insgesamt ungesündere Ernährungsweisen als diejenigen aus dem oberen Terzil. Während sie vergleichsweise seltener Obst und Gemüse zu sich nehmen, konsumieren sie häufiger Süßgetränke, allerdings nicht signifikant mehr Süßigkeiten. Bei Jungen lässt sich an dieser Stelle nur eine schwache Beziehung zwischen den Ernährungsgewohnheiten und finanziellen Ressourcen feststellen, was möglicherweise darauf zurückzuführen ist, dass Jungen prinzipiell ungesündere Ernährungsgewohnheiten zeigen als Mädchen (vgl. Hähne/Dümmler 2008, 100 f.). "Noch am ehesten zeigen sich Unterschiede in der niedrigsten und mittleren im Vergleich zur höchsten Wohlstandsgruppe" (Lampert et al. 2007, 108). Mädchen aus niedrigen und mittleren Wohlstandsgruppen essen seltener täglich Obst als Mädchen aus Familien mit hohem Wohlstand. Während etwa 38 % der Mädchen aus der niedrigsten Wohlstandsgruppe täglich Softdrinks zu sich nehmen, sind es in der höchsten nur 22 %.

Ein weiterer wesentlicher Einflussfaktor scheint der Berufsstatus der Eltern zu sein. Dieser wirkt sich vor allem auf die Konsumhäufigkeit von Softdrinks aus: Im Vergleich zu Gleichaltrigen aus der statushöchsten Gruppe trinken Jungen aus der niedrigsten Statusgruppe zweimal häufiger Limonade, die Mädchen sogar dreimal häufiger. Unterschiede im Softdrink-Konsum lassen sich außerdem hinsichtlich der besuchten Schulform der Jugendlichen beobachten: Haupt- und Realschüler und -schülerinnen konsumieren diese weitaus häufiger als Gymnasiasten und Gymnasiastinnen.

Bei Mädchen scheinen zudem Berufsstatus der Eltern und die besuchte Schulform eine vergleichbare Rolle bezüglich des Obst- und Gemüsekonsums zu spielen.

Hinsichtlich der Verzehrhäufigkeit von Süßigkeiten "lassen sich sowohl bei Jungen als auch Mädchen durchweg keine Zusammenhänge zu den Sozialindikatoren feststellen" (ebd., 109).

Auch wenn das *Ernährungsverhalten* nicht die einzige Bestimmungsgröße für die Gewichtsentwicklung im Jugendalter ist, so nimmt sie hier doch eine zentrale Rolle ein. Ursachen und Folgen von Übergewicht und Adipositas im Kindes- und Jugendalter wurden in Kapitel 4 bereits ausführlich diskutiert. Ebenso wurde die Tatsache, dass Kinder und Jugendliche aus sozial benachteiligten Milieus als besondere Risikogruppe gelten, erwähnt. Letzteres Faktum kann anhand der Ergebnisse der HBSC-Studie bestätigt werden: "Je niedriger der soziale Wohlstand, desto eher neigen Jugendliche zu Übergewicht" (Hähne/Dümmler 2008, 104). Während im obersten Terzil etwa 4 % der Mädchen und 8 % der Jungen an Übergewicht leiden, sind es im mittleren Terzil etwa 9 % der Mädchen und 13 % der Jungen. Innerhalb des niedrigsten Wohlstandsterzils sind knapp 10 % der Mädchen und über 15 % der Jungen von einer Gewichtsproblematik betroffen. Die Verteilung zeigt insgesamt einen verhältnismäßig höheren Anstieg bei den Jungen aus den verschiedenen sozialen Milieus. Des Weiteren lassen sich in dieser Hinsicht deutliche Unterschiede zwischen jugendlichen Gymnasiasten und Haupt- bzw. Realschülern beobachten (Jungen: 7,9 % vs. 13,3 %; Mädchen: 4,1 % vs. 8,6 %) (vgl. Lampert et al. 2007, 110).

6.3.2 Diätverhalten und körperliche Aktivität

Hinsichtlich des *Diätverhaltens* von (Kindern und) Jugendlichen, welches auch im Rahmen der EsKiMo-Studie überprüft wurde (vgl. Kap. 3.2.4.3), ließ sich in der HBSC-Studie kein Einfluss der sozialen Herkunft der Probanden nachweisen. In allen Schichten sind es hauptsächlich die Mädchen, die schon konkrete Diäterfahrungen hinter sich haben, aktuell auf Diät sind oder nach eigenen Einschätzungen abnehmen müssten (vgl. Hähne/Dümmler 2008, 101).

Eng verbunden mit ernährungsbezogenen Verhaltensweisen ist die *körperliche Aktivität*, denn es ist gemeinhin bekannt, dass ihr ein bedeutender Einfluss auf die Wertigkeit der Energiebilanz zukommt. Kinder und Jugendliche, die sich viel bewegen, verbrennen deutlich mehr

Energie als solche, die eher passiven Freizeitaktivitäten wie Fernsehen nachgehen, viel sitzen oder liegen und eher den Bus nehmen, anstatt zu Fuß zu gehen oder das Fahrrad zu benutzen. Dies hat extremen Einfluss darauf, ob sich eine kalorienreiche Ernährungsweise zu Übergewicht und möglicherweise sogar zu Adipositas auswächst oder nicht (vgl. u.a. PUDEL/WESTENHÖFER 2003, 121 ff.). Umso problematischer ist es deshalb, dass die körperliche Aktivität vieler Kinder und Jugendlicher im alltäglichen Leben eine immer geringere Rolle spielt (vgl. LAMPERT et al. 2007, 110ff.). Viele verbringen den größten Anteil ihrer freien Zeit zuhause und damit zumeist im Sitzen oder Liegen, wie eine Untersuchung des Instituts für Sport und Sportwissenschaft der Universität Karlsruhe zeigt. Auf intensive Bewegung oder Sport entfallen im Schnitt nur noch 15 bis 30 Minuten pro Tag (vgl. BÖS 2001, 2).

Obwohl eigentlich die Ernährung von Kindern und Jugendlichen Thema dieser Arbeit ist, soll hier deshalb auch in Kürze die körperliche Aktivität der jungen Bevölkerung - unter dem Fokus der sozialen Ungleichheit - Beachtung finden.

Im Rahmen der HBSC-Studie wurden die Jugendlichen gefragt, wie häufig sie unter der Woche sportlichen Aktivitäten nachgehen. Insgesamt zeigte sich, dass Jungen aktiver sind als Mädchen, wobei die Aktivität bei beiden Geschlechtern mit zunehmendem Alter nachlässt. Dies wird u.a. damit erklärt, dass Sport mit zunehmendem Alter mit alternativen Freizeitbeschäftigungen konkurriert.

Auch im Zusammenhang mit der körperlichen Aktivität spielt der soziale Wohlstand der Jugendlichen eine Rolle. "Jugendliche aus dem unteren Terzil betätigen sich wöchentlich seltener körperlich aktiv als ihre Altersgefährten aus dem oberen Wohlstandsterzil" (HÄHNE/DÜMMLER 2008, 103). Es wird angenommen, dass hierfür unter anderem unzureichende finanzielle Ressourcen verantwortlich sind (vgl. ebd., 103).

Differenziert betrachtet zeigt sich, dass der familiäre Wohlstand und auch die Schulform vor allem das Bewegungsverhalten der Mädchen beeinflussen. Diejenigen Mädchen, die der niedrigsten Wohlstandsgruppe angehören, geben dreimal so häufig an, seltener als an zwei Tagen in der Woche körperlichen Aktivitäten nachzugehen. In der mittleren Wohlstandsgruppe sind die Mädchen zweimal häufiger an weniger als zwei Tagen pro Woche aktiv. Außerdem sind Gymnasiastinnen insgesamt körperlich aktiver als Schülerinnen der Haupt- und Realschulen. Schülerinnen der Förderschule wurden in dieser Studie leider nicht explizit berücksichtigt, doch aufgrund der Tatsache, dass ein Großteil der Schülerschaft der Förderschule dem unteren Wohlstandsmilieu angehört (vgl. Klein 2001; Koch 2004a), kann vermutet werden, dass sie der Gruppe zuzuordnen sind, deren Freizeitaktivitäten eher "durch passiven Konsum bestimmt" (Koch 2004b, 425) sind als durch sportliche Aktivitäten. Bei den Jungen ist dieser Zusammenhang hinsichtlich des familiären Wohlstands deutlich schwächer ausgeprägt und in Bezug auf die Schulform praktisch nicht vorhanden (vgl. Lampert et al. 2007, 112f.).

"Um das Bewegungsverhalten von Kindern und Jugendlichen umfassend beurteilen zu können, sollte der Blick auf andere Freizeitaktivitäten erweitert werden, zumal diese häufig in Konkurrenz zu Sport- oder Bewegungsangeboten stehen" (ebd., 112). Die deutliche Zunahme medialer Angebote steht hierbei im Mittelpunkt. Wie bereits in Kapitel 5.1.1 erläutert wurde, verbringen Kinder und Jugendliche heute eine immer längere Zeit des Tages vor dem Fernseher. Im Rahmen der HBSC-Studie wurde festgestellt, dass Dauer und Häufigkeit des Fernsehkonsums "erheblich mit dem familiären Wohlstand [variieren]" (ebd., 113). Jugendliche aus der niedrigsten sozioökonomischen Wohlstandsgruppe verbringen, verglichen mit den am besten gestellten Gleichaltrigen, "mehr als doppelt so oft täglich vier und mehr Stunden vor dem Fernseher" (ebd., 113). Dies gilt für beide Geschlechter gleichermaßen. Hinsichtlich der Faktoren Berufsstatus der Eltern und besuchte Schulform zeigen sich ebenso deutliche Unterschiede (vgl. ebd., 113).

Dass Kinder und Jugendliche aus sozial benachteiligten Milieus, bei einer vergleichsweise schlechteren Ernährungsweise, gleichzeitig weniger körperliche Aktivität zeigen, kann u.a. als Erklärung für die erhöhte Prävalenz von Übergewicht und Adipositas in dieser Gruppe herangezogen werden (vgl. Kap. 4.4.2.2). Welche Auswirkungen dies auf das Lernen der Betroffenen hat, wird in Kapitel 8 und 9 explizit behandelt.

6.3.3 Erklärungsversuch für das schlechtere Ernährungsverhalten in sozial benachteiligten Familien

Die Ergebnisse einer 1997 durchgeführten Studie der Universität Gießen über das Ernährungsverhalten in Familien mit vermindertem Einkommen verdeutlichen, wie schwierig es für sozial benachteiligte Familien ist, eine gesunde Ernährung umzusetzen. Die Handlungsspielräume der Betroffenen sind beengt. "Wenn gespart werden muss, wird häufig am Essen gespart" (LEHMKÜHLER/LEONHÄUSER 2001, 27). Dies kann unter Umständen das häufige Ausbleiben des Frühstücks oder Pausenbrotes der Kinder erklären (vgl. 6.3.1). Des Weiteren werden Lebensmittel primär nach dem Preis ausgewählt, während "Aspekte des Gesundheitswertes, des Nährwertes und des Genusswertes [...] nachrangig berücksichtigt" (vgl. LEHMKÜHLER/LEONHÄUSER 2001, 27) werden. Aber nicht nur der finanzielle Aspekt spielt eine Rolle, sondern ebenso die vereinzelt fehlenden Fähigkeiten und Fertigkeiten der Betroffenen, um ernährungsphysiologisch wertvolle Gerichte zuzubereiten und somit die Gesundheit und das Lernen ihrer Kinder zu unterstützen (vgl. Kap. 8). Auch fehlen teilweise (funktionierende) Küchenutensilien, so dass viele Mahlzeiten nicht frisch zubereitet werden können. Außerdem wird größtenteils in den Geschäften des Stadtteils (oft soziale Brennpunkte) eingekauft, bei denen es sich hauptsächlich um Discounter handelt und weniger um Läden, die frische Produkte anbieten. So werden eher Billigprodukte mit höherem Fett- und Zuckeranteil anstelle von Markenartikeln gekauft (vgl. LEHMKÜHLER/LEONHÄUSER 2001, 27).

Zwar hat "die Entwicklung des Wohlfahrtsstaates [...] zu einem sozialen Netz geführt, welches absolute Armut verhindert" (KOCH 2004, 182), dennoch führten Berechnungen des Forschungsinstituts für Kinderernährung zu dem Schluss, dass Familien, die beispielsweise von Arbeitslosengeld II leben, nicht imstande sind, eine Ernährung nach den Regeln der Optimierten Mischkost "optimiX" zu finanzieren (vgl. KERSTING/CLAUSEN 2008, 33). Zudem stellt sich hier die Frage, ob in den betroffenen Familien überhaupt ein Bewusstsein für die Problematik besteht, oder ob sie, vor dem Hintergrund ihrer teilweise sehr großen Alltagssorgen, dem Thema gesunde Ernährung einen nachrangigen Stellenwert einräumen (vgl. hierzu Kap. 10.4.2).

Diese Ausführungen verdeutlichen die Dringlichkeit von ernährungsbezogenen Präventions- und Interventionsmaßnahmen innerhalb dieser Risikogruppe. Diese müssen auf breiter Ebene erfolgen. Auf welche Weise es speziell der Schule gelingen kann, einen Beitrag zur Verbesserung der Ernährungssituation der betroffenen Kinder und Jugendlichen zu leisten, wird in Kapitel 10 ausführlich diskutiert.

7 Ernährung von Kindern und Jugendlichen mit Migrationshintergrund in Deutschland (KiGGS)

"Gemessen an der Gesamtbevölkerung der Bundesrepublik Deutschland sind Migranten anteilsmäßig eine wichtige Bevölkerungsgruppe, die in der epidemiologischen Forschung entsprechende Berücksichtigung finden sollte" (LANGE et al. 2007, 584f.). "Ein bedeutender Teil der Kinder und Jugendlichen in Deutschland wächst in Migrantenfamilien auf" (SCHENK et al. 2007, 590).

Aus diesem Grund soll in dieser Arbeit auch die Ernährung von Kindern und Jugendlichen aus Migrantenfamilien, Berücksichtigung finden.

Im Rahmen der KiGGS-Studie des Robert Koch-Instituts ist es erstmals gelungen, durch die Integration eines speziellen migrantenspezifischen Zugangs "Kinder und Jugendliche mit Migrationshintergrund, entsprechend ihrem Anteil in der Bevölkerung, an einem bundesweiten Gesundheitssurvey in Deutschland zu beteiligen" (SCHENK et al. 2007, 590f.).

7.1 Der Migrantenbegriff und seine Operationalisierung in KiGGS

Obwohl Migranten "bezogen auf ihre Einwanderungsmotive, ihren kulturellen, sprachlichen, sozialen, religiösen und lebensgeschichtlichen Hintergrund, ihren aufenthaltsrechtlichen Status und die Aufnahmebedingungen, die sie vorfinden, [...] eine sehr heterogene Gruppe" (ebd., 594) darstellen, teilen sie eine Lebenssituation, "die entweder durch eine eigene Migrationserfahrung oder durch die Migrationserfahrung der Herkunftsfamilie geprägt ist" (ebd., 594). Dies zwingt die Personen zu einer Aneignung kultureller Praktiken und einer sozialen Orientierung, die sowohl von der Heimatkultur als auch von der Kultur des neuen Heimatlandes geprägt ist. "Migranten werden damit anhand eines lebensbiographischen Ereignisses, der (internationalen) Migration und den daraus resultierenden Besonderheiten in der Lebenssituation klassifiziert" (ebd., 594), was gleichermaßen für selbst zugewanderte und nachfolgende Einwanderergenerationen Gültigkeit besitzt.

Im Rahmen von KiGGS wurden diejenigen Teilnehmer als Migranten definiert,

– "die selbst aus einem anderen Land zugewandert sind und von denen mindestens ein Elternteil nicht in Deutschland geboren ist oder
– von denen beide Eltern zugewandert oder nicht deutscher Staatsangehörigkeit sind" (ebd., 594).

Bei denjenigen Teilnehmern mit alleinerziehenden Eltern wurde lediglich der Status des erziehenden Elternteils berücksichtigt (vgl. ebd., 594).

7.2 Zusammensetzung der Stichprobe

Insgesamt haben an der Studie 2.590 Kinder und Jugendliche mit (beidseitigem) Migrationshintergrund aus 115 verschiedenen Ländern teilgenommen, was einem Anteil von 17,1 % aller Kinder und Jugendlichen in der gewichteten Stichprobe entspricht. Zudem verfügen 8,3 % der Teilnehmer über einen einseitigen Migrationshintergrund. Dabei bilden türkischstämmige[4] (28,2 %) und russlanddeutsche[5] (20,4 %) Kinder und Jugendliche die beiden größten Herkunftsgruppen unter den untersuchten Migranten.

Während sich keine nennenswerten Unterschiede hinsichtlich Alter und Geschlecht der Migranten- und Nicht-Migrantenkinder feststellen lassen, bestehen deutliche Differenzen bezüglich der sozialen Lage beider Vergleichsgruppen: "Unter den Migranten sind fast doppelt so viele Hauptschüler als unter den Nicht-Migranten, dafür augenfällig weniger Gymnasiasten und Realschüler. Auch der Anteil arbeitsloser Eltern liegt in der Migrantengruppe 3-mal höher. Insgesamt stammen Migrantenkinder deutlich häufiger aus Familien mit niedrigem sozialem Status als Kinder ohne Migrationshintergrund (Sozialschicht-Index nach Winkler: 54 % vs. 23 %) und seltener aus Familien mit hohem sozialen Status (10 % vs. 30 %)" (Schenk et al. 2007, 597). Innerhalb der Gruppe der untersuchten Kinder mit niedrigem Sozialstatus liegt der

4 Mindestens ein Elternteil ist in der Türkei geboren oder verfügt über eine türkische Staatsangehörigkeit oder es wird zuhause Türkisch gesprochen (vgl. ebd., 596f.).

5 Mindestens ein Elternteil verfügt über eine deutsche Staatsangehörigkeit und ist aus einem Land der ehemaligen Sowjetunion zugewandert (vgl. ebd., 597).

Migrantenanteil somit bei über 30 %, während er bei denjenigen aus Familien mit hohem Status nur knapp 6 % ausmacht (vgl. ebd., 597).

7.3 Darstellung der wichtigsten Ergebnisse der KiGGS-Migrantenauswertung

7.3.1 Ernährungsverhalten der Kinder und Jugendlichen

Wie die bereits ausgeführten Ergebnisse des Ernährungsmoduls EsKiMo belegen, praktiziert ein eher geringer Teil der Kinder und Jugendlichen in Deutschland eine *vegetarische Ernährungsweise* (vgl. Mensink et al. 2007a, 69). Während jedoch nur 1,7 % der über 3-jährigen Jungen und 3,2 % der Mädchen auf Wurst, Fleisch und Geflügel verzichten, beträgt der Anteil junger Vegetarier unter den Studienteilnehmern mit Migrationshintergrund 5,3 %. Dabei zeigt sich der größte Anteil an Vegetariern bei türkischstämmigen Kindern und Jugendlichen (9,8 %). Sonstige Migranten bevorzugen zu 4,6 % eine fleischfreie Kost, bei Russlanddeutschen und Nichtmigranten sind es ca. 1,0 bzw. 1,9 % (vgl. Mensink/Kurth 2007, 29).

Orientiert man sich an den Empfehlungen des Forschungsinstituts für Kinderernährung, das Lebensmittel, wie bereits in Kapitel 2 erläutert, in drei Gruppen einteilt, so lässt sich beobachten, dass die Ernährungsweise der türkischen Teilnehmer, verglichen mit der der Nicht-Migranten, zwar eher von *positiv zu bewertenden Lebensmitteln* geprägt ist (beispielsweise. Obst, Nudeln, Reis, Fisch, Leitungswasser), dass diese aber gleichzeitig die größten Mengen aus der Gruppe der *sparsam zu konsumierenden Lebensmittel* zu sich nehmen, u.a. signifikant mehr Erfrischungsgetränke, Weißbrot, frittierte oder gebratene Kartoffeln, Cornflakes oder Smacks, Schokolade und Nuss-Nugat-Cremes sowie Knabberartikel.

Darüber hinaus verzehren sie deutlich mehr Käse, Süßigkeiten, Pudding oder Milchreis und trinken insgesamt signifikant weniger als Nicht-Migranten.

Die russlanddeutschen Testprobanden konsumieren durchschnittlich die geringsten Mengen an Gemüse und Salat. Dafür ist ihr Obstverzehr (gemeinsam mit den türkischen Migranten/innen) am größten. Ferner *trinken* sie insgesamt am wenigsten und verzehren die größten Wurst- und Schinkenmengen.

Lebensmittel der Gruppen Eier und Fastfood werden von Kindern und Jugendlichen türkischer Herkunft signifikant häufiger und in größeren Mengen verzehrt als von Russlanddeutschen und Nicht-Migranten. Migranten sonstiger Herkunft essen ebenfalls mehr Eier und Fastfood als Nicht-Migranten.

Hinsichtlich des Konsums von Mineralwasser, Vollkornbrot, gekochtem oder Konservenobst, Konservengemüse, rohem Gemüse (Rohkost, Blattsalat), Kuchen oder Gebäck konnten keine statistisch bedeutsamen Unterschiede zwischen den vier Gruppen festgestellt werden. Jedoch unterscheiden sie sich hinsichtlich der Verwendung von *Jodsalz*. Während in 79,4 % der deutschen Herkunftsfamilien Jodsalz verwendet wird, geschieht dies nur in 40,7 % der türkischstämmigen und in 48, 6 % der russlanddeutschen Familien. 54 % der Migrantenfamilien sonstiger Herkunft verwenden überwiegend Jodsalz. Dabei ist festzustellen, dass ein bedeutender Anteil innerhalb der nichtdeutschen Gruppen nicht weiß, ob es sich bei dem verwendeten Salz überhaupt um Jodsalz handelt.

Bezüglich der Einnahme von *Supplementen* in Form von Multivitamintabletten unterscheiden sich die einzelnen Herkunftsgruppen nur gering. Die meisten Probanden (ca. 70 %) gaben an, in den letzten Wochen nie Multivitamintabletten eingenommen zu haben, wobei der Anteil unter den Russlanddeutschen vergleichsweise am höchsten ist.

Verglichen mit den Ernährungsempfehlungen des Forschungsinstituts für Kinderernährung, ist der Lebensmittelverzehr der russlanddeutschen Teilnehmer durchschnittlich am weitesten von den "optimiX-Empfehlungen" entfernt. Somit zeichnet sich innerhalb dieser Bevölkerungsgruppe das ungünstigste Ernährungsverhalten ab. Doch auch türkischstämmige Kinder (ausgenommen die älteren Jungen) und sonstige Migranten ernähren sich durchschnittlich ungesünder als Nicht-Migranten (vgl. Mensink/Kurth 2007, 29 ff.).

Wie eingangs erwähnt, gehört ein verhältnismäßig großer Anteil der Migrantenkinder Familien mit niedrigem Sozialstatus an. Die Besonderheiten in der Ernährung von Kindern aus sozial benachteiligten Milieus wurden in Kapitel 6 bereits ausführlich dargestellt. Es lässt sich deshalb daraus schließen, dass die Unterschiede im Ernährungsverhalten teilweise auf Unterschiede im Sozialstatus der Testpersonen zurückzuführen sind.

MENSINK und KURTH (2007, 38) sprechen hierbei von einem sogenannten "Sozialschichtgradient[en]". "Mit Verbesserung des sozialen Status nimmt der Anteil Kinder und Jugendlicher mit einem günstigen Ernährungsmuster zu. Es zeigt sich jedoch auch, dass in allen sozialen Statusgruppen Nicht-Migranten zu einem höheren Anteil ein günstiges Ernährungsmuster aufweisen (nur bei hohem Sozialstatus nicht signifikant)" (ebd., 38).

7.3.2 Stillverhalten der Mütter

Wie bereits in Kapitel 2.2 ausführlich erläutert, hat das Stillen eine sehr wichtige Funktion für die gesunde körperliche und geistige Entwicklung eines Kindes (vgl. auch Kap. 8.1).

Insgesamt zeigen die Auswertungen der KiGGS-Studie zum Stillverhalten, dass Säuglinge mit Migrationshintergrund sowohl häufiger als auch länger gestillt werden als diejenigen ohne Migrationshintergrund.

Während 88,1 % der russlanddeutschen und 79,3 % der türkischstämmigen Säuglinge gestillt werden (mit einem bemerkenswerten Abstand von 9 Prozentpunkten), liegt die *Stillhäufigkeit* bei den Kindern ohne Migrationshintergrund bei 76,2 %. Allerdings wird innerhalb der Migrantenpopulation eine ausgeprägte Heterogenität sichtbar, denn lediglich drei Viertel der Kinder, die zu der Gruppe "sonstige Migranten" zählen, erhalten nach der Geburt Muttermilch, womit der Anteil noch geringer ist als bei den deutschen Kindern.

Einen wesentlichen beeinflussenden Faktor bezüglich der Stillhäufigkeit bildet die soziale Zugehörigkeit der Mutter. "Während allerdings bei Nicht-Migranten ein deutliches Schichtgefälle zu beobachten ist und die Stillhäufigkeit mit der sozialen Schicht abnimmt, ist der Schichtgradient bei türkischstämmigen Kindern weniger ausgeprägt. Russlanddeutsche Kinder werden auf hohem Niveau unabhängig von der Schichtzugehörigkeit gestillt" (MENSINK/KURTH 2007, 42). Die deutlichsten Unterschiede zwischen Migranten und Nicht-Migranten bestehen innerhalb der niedrigsten sozialen Gruppe, denn hier stillt "ein vergleichsweise hoher Anteil der Mütter mit Migrationshintergrund [...] trotz sozial benachteiligter Lage" (ebd., 42). In den obersten Sozialschichten hingegen ist "die Verteilung der Stillhäufigkeit recht ausgeglichen und der Vorteil der Migranten gegenüber Nicht-Migranten nicht mehr gegeben". (ebd., 42).

Weiterhin wird die Wahrscheinlichkeit, mit der sich eine Mutter für das Stillen entscheidet, davon beeinflusst, ob sie während der Schwangerschaft raucht, ob das Kind zu früh zur Welt kommt und ob es zu postnatalen Komplikationen kam. In allen drei Bereichen zeigen sich bei Russlanddeutschen die niedrigsten Prävalenzen. Türkische Mütter hingegen rauchen vergleichsweise häufig während der Schwangerschaft und bringen ihre Kinder mit Abstand am häufigsten zu früh zur Welt. Dennoch beeinflussen diese Tatsachen ihre Stillbereitschaft nicht in gleichem Maße wie bei den Frauen ohne Migrationshintergrund. "So stillen 77,8 % der Mütter türkischer Herkunft trotz einer solchen Abhängigkeit vom Rauchen, aber nur 56,0 % der Nicht-Migranten. Nach einer Frühgeburt stillen 66,1 % der türkischen Mütter und lediglich 58,1 % der Nicht-Migranten. Auch nach der Geburt auftretende Komplikationen haben einen geringeren Einfluss auf die Stillbereitschaft" (ebd., 43).

Die Stillgewohnheiten, sowohl der russlanddeutschen als auch der türkischstämmigen Frauen, verändern sich mit zunehmender Dauer des Aufenthaltes in Deutschland nicht negativ. Während sie bei den russlanddeutschen Frauen auch in den nachfolgenden Einwanderungsgenerationen unverändert hoch bleibt, nimmt sie bei den Frauen aus der Türkei sogar zu (vgl. ebd., 44).

Auch die *Dauer des Stillens* variiert in Abhängigkeit von der Herkunft der Mutter. Russlanddeutsche Kinder werden durchschnittlich nicht nur am häufigsten, sondern auch am längsten gestillt (9,2 Monate), gefolgt von den Kindern "sonstiger" Migranten (7,5 Monate). Säuglinge türkischer Herkunft werden im Schnitt 6,8 Monate und damit etwa genauso lang wie diejenigen ohne Migrationshintergrund (6,7 Monate) durch Muttermilch ernährt.

Der Schichtgradient hat hierbei einen ähnlichen Einfluss auf die Stillhäufigkeit: "Das Schichtgefälle ist bei Migranten weniger stark ausgeprägt als bei Nicht-Migranten" (ebd., 44). Betrachtet man diejenigen Kinder, die weniger als sechs Monate, und damit kürzer als vom Forschungsinstitut für Kinderernährung empfohlen (vgl. Kap. 2.2), gestillt werden, so lässt sich eine viel weniger ausgeprägte Differenz zwischen Unter- und Oberschicht bei den Kindern mit Migrationshintergrund feststellen als bei denjenigen aus deutschen Herkunftsfamilien. In der Oberschicht hingegen kehrt sich dieser Unterschied um. Insgesamt manifestiert sich der Einfluss der sozialen Schichtzugehörigkeit bei türkischen Müttern in gleicher Weise wie bei deutschen: "Je geringer der Sozialstatus, desto höher der Anteil derjenigen Kinder, die weniger als sechs Monate gestillt werden (niedrig: 49,4 %; mittel: 38,5 %; hoch: 33,3 %)" (ebd. 44).

Im Gegensatz zur Stillhäufigkeit beeinflusst die Aufenthaltsdauer der Einwanderer die Dauer des Stillens eher negativ. "Mit der Einwanderungsgeneration scheint die Stilldauer abzunehmen" (ebd., 45) und nähert sich somit offenbar "der kürzeren der einheimischen Mütter an bzw. übertrifft diese sogar" (ebd., 45).

Volles Stillen ohne Beifütterung, so wie es das Forschungsinstitut für Kinderernährung für die ersten sechs Lebensmonate empfiehlt, wird von fast einem Drittel der russlanddeutschen Mütter eingehalten. Der Anteil bei türkischen und deutschen Müttern hält sich mit ca. 25 % in etwa die Waage, während er mit 21,1 % bei den sonstigen Migranten am geringsten ist (vgl. ebd., 46).

Die hohen Stillquoten in Deutschland (insbesondere innerhalb der beiden Risikogruppen) stellen einen sehr positiven Wert dar. Allerdings sei an dieser Stelle noch einmal explizit darauf hingewiesen, dass dem Stillen nur dann eine gesundheits- und entwicklungsförderliche Funktion zukommt, wenn die Mutter ein entsprechendes Verhalten zeigt (vgl. Kap. 2.4). Inwiefern dies bei den Müttern aus den beiden Risikogruppen der Fall ist, sollte eingehend geprüft werden und bei zielgruppenspezifischen Präventionsmaßnahmen Berücksichtigung finden.

7.3.3 Übergewicht und Adipositas bei Kindern und Jugendlichen mit Migrationshintergrund

"Während Kinder ohne und mit einseitigem Migrationshintergrund in ihren Anteilen an Übergewichtigen kaum voneinander abweichen (14,1 % bzw. 13,7 %), sind Kinder und Jugendliche mit beidseitigem Migrationshintergrund zu einem deutlich höheren Anteil übergewichtig (19,5 %). Mit 8,8 % ist auch die Quote der adipösen Kinder und Jugendlichen unter den Migrantenkindern signifikant erhöht (ohne MH: 5,9 %, einseitiger MH: 4,9 %)" (Schenk et al. 2008, 58).

Die Verteilung von Übergewicht variiert jedoch innerhalb der Migrantenpopulation nach Herkunftsland und Geschlecht, was sich darin zeigt, dass vor allem "Mädchen und Jungen aus der Türkei, Mädchen aus Mittel- und Südeuropa sowie Jungen aus Polen übergewichtig

[sind]" (ebd., 65). Insgesamt wird deutlich, dass der Migrationshintergrund mit dem Alter an Einfluss zu verlieren scheint, denn im Jugendalter sind Migranten/innen nicht mehr signifikant häufiger von Übergewicht betroffen.

Bereits in Kapitel 4.2 erwähnte potenzielle Risikofaktoren wie beispielsweise elterliches Übergewicht, hoher Computer- und TV-Konsum oder ein Mangel an körperlicher Aktivität kommen bei Kindern mit Migrationshintergrund häufiger vor als bei Nicht-Migranten/-innen. Dennoch zeigen sich lediglich bei den Mädchen und Jungen aus der Türkei erhöhte Übergewichtsraten. Dass die Testteilnehmer aus der ehemaligen Sowjetunion trotz einer bewiesenen Häufung der genannten Risikofaktoren nicht häufiger von Übergewicht betroffen sind, ist möglicherweise auf das in Kapitel 7.3.2 beschriebene günstigere Stillverhalten der Mütter aus eben diesen Herkunftsländern zurückzuführen, dem in dieser Hinsicht eine protektive Funktion zukommt (vgl. Kap. 2.2).

Mitunter wird ein kulturspezifisch geprägtes Körperbild für die ethnische Ungleichheit von Übergewicht zur Erklärung herangezogen. Die Befragungen im Rahmen von KiGGS zeigten, dass Eltern aus anderen Ländern als Deutschland und Westeuropa ihre Kinder, trotz vorhandener Normalgewichtigkeit, deutlich häufiger als zu dünn einschätzen. Dies gilt vor allem für Eltern aus arabisch-islamischen Ländern und aus der ehemaligen Sowjetunion. Vor allem im Kindesalter scheint ein "wohlgenährtes" Kind gleichbedeutend mit einem gesunden Kind zu sein. Betrachtet man die Körperselbstwahrnehmung der Kinder und Jugendlichen, so fällt auf, dass sich die Probanden aus Polen und der Türkei ebenfalls deutlich häufiger, trotz bestehendem Normalgewicht, als zu dünn einschätzen (vgl. SCHENK et al. 2008, 62ff.).

Es ist davon auszugehen, dass der damit verbundene Mangel an Einsicht hinsichtlich der Problematik des Übergewichts (vgl. Kap. 4.3) präventive Maßnahmen deutlich erschweren oder gar blockieren kann.

Die Inhomogenität des Ernährungsverhaltens der Kinder und Jugendlichen auch innerhalb der beiden Risikogruppen verdeutlicht die Wichtigkeit einer differenzierten Betrachtung auch im Rahmen künftiger Studien. Nur so ist es möglich, präventive Maßnahmen zielgerichtet abzustimmen und die Erfolgschancen auf diese Weise zu erhöhen.

8 Auswirkungen des Ernährungsverhaltens auf die kognitive Leistungsfähigkeit

Ein aktuelles Thema in der Ernährungsforschung und Schwerpunkt dieser Arbeit ist die Frage, ob Essen die kognitive Leistungsfähigkeit verbessern und somit das Lernen positiv beeinflussen kann.

"Zahlreiche Untersuchungen beschäftigen sich mittlerweile damit, welche Bestandteile von Lebensmitteln für Gedächtnis, Lernen und Wachheit lang- und kurzfristig eine Rolle spielen" (KIEFER 2007, 38). Obwohl hinsichtlich des sogenannten "Brainfoods" noch etliche Wissenslücken bestehen, finden sich in der wissenschaftlichen Literatur deutliche Hinweise darauf, "dass eine auf den Tagesablauf und die Bedürfnisse des Gehirns abgestimmte Ernährung dabei hilft, das eigene geistige Potenzial voll auszuschöpfen" (ebd., 38), denn nur wenn das Gehirn optimal mit Energie versorgt wird, kann es gut arbeiten. Dies spielt vor allem für Kinder und Jugendliche eine entscheidende Rolle, "denn in den Kinderjahren werden auch die "räumlichen" Voraussetzungen für das Lernen und Denken geschaffen" (VON BETTERAY 2006, 6).

8.1 Gehirnfunktion und intellektuelle Entwicklung

Das Gehirn ist das mit Abstand wichtigste Organ eines Menschen, denn es dient als zentrale Steuerstelle für alle wichtigen Körperfunktionen (vgl. KIEFER/ZIFKO 2007, 8). Ein neugeborenes Kind hat etwa zwei- bis dreimal so viele Gehirnzellen wie ein Erwachsener, wovon bereits im Mutterleib (ca. im achten Schwangerschaftsmonat) mindestens 40 Prozent absterben, weil sie ihren Zweck erfüllt haben oder weil sie nicht genügend stimuliert wurden und somit keine Verbindungen knüpfen konnten (vgl. WEST 2007, 92). Die Nervenzellen im Gehirn eines Menschen, die der Übermittlung und Verarbeitung von Informationen dienen, berühren sich nicht direkt, sondern sind, eingebettet in eine Flüssigkeit, durch einen äußerst schmalen Spalt (synaptischer Spalt) voneinander getrennt. Dieser Spalt macht es notwendig, dass die Informationen durch sogenannte Botenstoffe, die Neurotransmitter, von einer Nervenzelle zur nächsten weitergeleitet werden. Bei diesen Botenstoffen, von denen derzeit über 50 Stück bekannt sind, handelt es sich unter anderem um Serotonin, Dopamin oder Noradrenalin (vgl. EDELMANN 2000, 1ff.; VON BETTERAY 2006, 11). Dieser Prozess der Informationsübertragung sollte beim Fetus schon während der Phase der Schwangerschaft stimuliert werden, damit sich zahlreiche Verknüpfungen und Vernetzungen zwischen den einzelnen Nervenzellen bilden, "denn die Zahl der neuronalen Verbindungen entscheidet über sein intellektuelles Potenzial" (West 2007, 93). "Je mehr "Schaltstellen" im Gehirn ausgebildet werden, desto intelligenter, klüger und kreativer ist ein Mensch" (Von Betteray 2006, 11). Ein Mangel an Stimulation hingegen führt zu einer Verminderung der Zahl der Synapsen, was zur Folge hat, dass zwischen den Nervenzellen lediglich lose Verbindungen entstehen und diese absterben (vgl. ebd., 93).

"Intelligenz hängt von der Anzahl, der Anordnung und dem Verknüpfungsgrad der Gehirnzellen ab und hat drei wichtige Aspekte: die Geschwindigkeit, mit der wir Gedanken miteinander verknüpfen können, unsere Lernfähigkeit und unser Vermögen, Probleme zu lösen. Intelligenz erscheint in vielen Formen, z.B. als sprachliche, mathematische, musikalische, visuelle, körperliche und soziale Intelligenz" (West 2007, 94).

Neben Intelligenzfaktoren spielen u.a. verschiedene Persönlichkeitsfaktoren eine bedeutsame Rolle, da sie "das Lernen bedingen, unterstützen und seine Intensität bestimmen" (Vernooij 2007, 280). Zu den Persönlichkeitsfaktoren, die besonders durch die Ernährung beeinflusst werden, und somit das Lernen unterstützen oder auch bremsen können, zählen Motivation und Antriebsstärke, Aufmerksamkeit und Konzentration, Einsatzbereitschaft und Fleiß sowie Ausdauer und Belastbarkeit.

Obwohl das menschliche Gehirn nur ca. 2 % des gesamten Körpergewichtes ausmacht, beansprucht es rund 20 % der Gesamtenergie, die der Körper durch das Verstoffwechseln der Nahrung gewinnt. Somit wird 1/5 des gesamten Stoffwechsels für lediglich 1/50 des Körpergewichts einer Person benötigt (vgl. Kiefer/Zifko 2007, 8).

Dies verdeutlicht die enorme Bedeutung der Ernährung für die Funktionsfähigkeit des Gehirns.

In den frühesten Lebensabschnitten, also im Mutterleib, im Säuglings- und im Kleinkindalter, wird das Gehirn besonders intensiv von der Nährstoffzufuhr beeinflusst, denn in diesen Phasen wächst und reift es und benötigt somit besonders viel Energie (vgl. Kiefer 2007, 38). Diese Energie gewinnt das Gehirn vor allem aus Fetten, aus denen es selbst zu mehr als 60 Prozent besteht. Insbesondere handelt es sich dabei um langkettige mehrfach ungesättigte Fettsäuren. Da das ungeborene Kind diese Fettsäuren nicht selbst herstellen kann, muss es über die Reserven der Mutter oder über die Nahrung, die diese zu sich nimmt, versorgt werden. Dabei werden die Fettsäuren über die Plazenta aus dem Blut der Mutter gefiltert und in hoher Konzentration in den Blutkreislauf des Babys eingeschleust. Ein Mangel an ungesättigten Fettsäuren im Gehirn des Kindes kann zu deutlichen Entwicklungsverzögerungen führen und einen niedrigen Intelligenzquotienten zur Folge haben (vgl. West 2007, 93). Des Weiteren sind diese langkettigen, mehrfach ungesättigten Fettsäuren in der Muttermilch enthalten, weshalb das Forschungsinstitut für Kinderernährung das Stillen in den ersten sechs Lebensmonaten für besonders wichtig hält (vgl. Kap. 2.2). Muttermilch ist somit das erste mögliche Brainfood für einen Säugling, denn sie wirkt sich positiv auf dessen intellektuelle und neurologische Entwicklung sowie auf die visuelle und kognitive Leistungsfähigkeit aus, vorausgesetzt, die stillende Mutter ist selbst optimal mit diesen Nährstoffen versorgt (vgl. Kersting et al. 2003, 98; Przyrembel 2002, 18).

Neben Fetten haben auch Eiweiße in den frühesten Lebensphasen eine wichtige Bedeutung für die kognitive Entwicklung. Sie dienen, gemeinsam mit den Fetten, als "Baumaterialien" für die Membranen der Nervenzellen sowie für die Isolierschicht (Myelinscheide), die die Membranen umgibt (vgl. Kiefer 2007, 38). Ein Mangel dieser Energie sowie der nötigen Bau- und Gleitstoffe führt zu Funktionsdefiziten innerhalb des Kommunikationsnetzes zwischen den Zellen (vgl. Von Betteray 2006, 7).

Da das menschliche Gehirn hauptsächlich in der zweiten Schwangerschaftshälfte und in den ersten beiden Lebensjahren wächst, kann ein Nährstoffmangel in dieser frühen Wachstumsphase unter Umständen "zu langfristiger Beeinträchtigung der kognitiven und neurologischen Leistungsfähigkeit führen" (Kersting et al. 2003, 98).

8.2 Direkte Beeinflussung der kognitiven Leistungsfähigkeit durch die Ernährung (Brainfood)

8.2.1 Die Bedeutung des Blutzuckerspiegels

Inzwischen sind sich Wissenschaftler darüber einig, dass ein Mensch die besten kognitiven Leistungen erbringt, wenn er einen gemäßigten, stabilen Blutzuckerspiegel hat. Täglich verbrennt das Gehirn ca.

120 Gramm Glukose (Traubenzucker). Dieser Zucker muss permanent über die Blutbahn ins Gehirn transportiert werden, denn im Gegensatz zu den Muskeln kann dieses keine Vorräte für Kohlenhydrate anlegen. Sinkt der Blutzuckerspiegel, wirkt sich das negativ auf die Konzentration aus (vgl. KIEFER 2007, 38f.). Allerdings zeigte eine Studie aus den USA, dass auch eine zu hohe Glukosekonzentration im Blut die mentale Leistungsfähigkeit mindert. Die Testprobanden machten dann beispielsweise mehr Fehler beim Kopfrechnen (vgl. COX 2005). "Wie anfällig das Gehirn bei seiner Energieversorgung ist, zeigt sich bei der Zuckerkrankheit, dem Diabetes. Bei Unterzuckerung (zu wenig Glukose im Blut), kann es zum Totalausfall des Gehirns, dem diabetischen Koma, kommen" (VON BETTERAY 2006, 17).

Um einen für die geistige Leistungsfähigkeit optimalen Blutzuckerspiegel zu erreichen, ist es wichtig, dass ein Kind die richtigen Kohlenhydrate mit der Nahrung aufnimmt. Wie die Ergebnisse der EsKiMo-Studie belegen, essen Kinder und Jugendliche zu große Mengen an Süßigkeiten und trinken zu viele zuckerhaltige Getränke (vgl. Kap. 3.2.4), was besonders auf die beiden Risikogruppen zutrifft (vgl. Kap. 6 u. 7). Diese versorgen den Körper zwar rasch mit Energie, da sie schnell verfügbare Kohlenhydrate enthalten, putschen ihn jedoch nur kurzfristig auf, denn der schnelle und starke Anstieg der Glukosekonzentration im Blut veranlasst die Bauchspeicheldrüse zur unmittelbaren Ausschüttung größerer Insulinmengen. Daraus folgt eine beschleunigte Aufnahme und Einspeicherung der Glukose in Leber, Muskeln und Fettgewebe. Innerhalb einer halben Stunde sinkt der Blutzucker unter das Ausgangsniveau und man fühlt sich erschöpfter und müder als zuvor.

Ideal hingegen sind Vielfachzucker, die sogenannten komplexen Kohlenhydrate (vgl. Kap. 2.3.1.1), denn diese heben den Blutzuckerspiegel zwar langsamer und geringer, jedoch, aufgrund ihrer weitgehenden Unverdaulichkeit, längerfristiger als der Einfachzucker, der in Haushaltszucker, Limo und Süßigkeiten enthalten ist. Hauptsächlich finden sich diese komplexen Kohlenhydrate in stärke- und ballaststoffreichen Lebensmitteln wie z.B. Vollkornprodukten, Hülsenfrüchten, Gemüse und nicht zu süßem Obst (z.B. Äpfel).

Eine längerdauernde Glukoseunterversorgung, die beispielweise durch mehrtägige Diäten hervorgerufen wird, führt oft zu vorübergehenden Konzentrationsschwächen und Kopfschmerzen. Fasten scheint in Phasen, in denen eine erhöhte geistige Leistungsfähigkeit erforderlich ist, somit nicht sinnvoll zu sein (vgl. KIEFER 2007, 39f.). Sowohl EsKiMo als auch die HBSC-Studie bestätigten ein hinsichtlich des Fastens ungesünderes Ernährungsverhalten der weiblichen Jugendlichen, obwohl sie in der Schule jedoch täglich hohen Leistungsanforderungen ausgesetzt sind. Dieses Faktum sollte im Rahmen von Präventivmaßnahmen, beispielsweise durch eine teilweise geschlechtsspezifische Differenzierung der Ernährungserziehung in der Schule, Berücksichtigung finden.

8.2.2 Sauerstoffversorgung im Gehirn und kognitive Leistungsfähigkeit

Ebenso abhängig wie von einem ständigen Zuckernachschub ist das Gehirn von einer optimalen Versorgung mit Sauerstoff, die für kein anderes Organ im Körper so wichtig ist. "40 Prozent des Sauerstoffbedarfs des gesamten Körpers fordern die Hirnzellen für sich, denn ohne Sauerstoff können sie keine Glucose verbrennen" (KIEFER 2007, 40). Deshalb ist es wichtig, das Klassenzimmer oder das Zimmer, in dem die Hausaufgaben erledigt werden, immer gut durchzulüften, damit die geistige Leistungsfähigkeit nicht eingeschränkt wird.

8.2.3 Hämoglobin und Eisen

Eine wesentliche Rolle kommt hierbei auch dem Hämoglobin zu, das mithilfe von Eisen den Sauerstoff im Blut zum Gehirn transportiert. Ein starker Eisenmangel, der laut EsKiMo heute viele Kinder und Jugendliche, hauptsächlich Mädchen und Vegetarier, betrifft (vgl. Kap. 3.2.4.1), zeigt sich somit nicht nur durch Blässe, sondern auch durch Müdigkeit, Konzentrations- und Merkstörungen. Gerade in der Kindheit führt Eisenmangel, zahlreichen Studien zufolge, "zu messbaren Defiziten beim Lesen, in Mathematik sowie in der sprachlichen Ausdrucksfähigkeit" (KIEFER 2007, 40). Anhaltende Eisendefizite behindern die Entwicklung des Gehirns, was dazu führt, dass "die Folgen später vermutlich nicht mehr vollständig rückgängig zu machen [sind]" (ebd., 40). Auf die Problematik hinsichtlich einer ausreichenden Eisenversorgung im Rahmen einer vegetarischen Ernährung von Kindern und Jugendlichen wurde bereits in Kapitel 2.3.2 ausführlich verwiesen. Da der Vegetarieranteil unter Kindern und Jugendlichen mit Migrationshintergrund größer ist als unter Nicht-Migranten (vgl. Kap. 7.3.1), ist hier ein erhöhtes Versorgungsrisiko zu vermuten – verbunden mit genannten Auswirkungen auf das Lernen.

8.2.4 Proteine

Proteine (Eiweiße) sind für die gesunde körperliche und geistige Entwicklung von Kindern und Jugendlichen besonders wichtig. Auch das Gehirn ist auf einen ständigen Nachschub an Eiweißbausteinen, den sogenannten Aminosäuren, angewiesen. "Aminosäuren dienen nicht nur als Gehirn-Bausteine und ‚Gedächtnis-Regale'" (VON BETTERAY 2006, 18), sie stellen auch "wichtige Ausgangssubstanzen für die Herstellung von Neurotransmittern dar, die für die Kommunikation zwischen den Nervenzellen unentbehrlich sind" (KIEFER 2007, 40). Tyrosin und Phenylalanin sind zum Beispiel wichtig für die Synthese der aktivierenden und wachmachenden Hirnbotenstoffe Dopamin, Adrenalin und Noradrenalin (vgl. ebd., 40). Besonders Hafer enthält reichlich Tyrosin und andere aktivierende Stoffe (vgl. VON BETTERAY 2006, 19). Cholin hingegen, das der Körper entweder mit der Nahrung aufnimmt oder selbst aus den Aminosäuren Methionin und Serin herstellt, dient als Ausgangsstoff für den Neurotransmitter Acetylcholin, der besonders wichtig für das Abspeichern und Abrufen von Gedächtnisinhalten ist.

Kinder und Jugendliche in Deutschland leiden relativ selten an Mangelzuständen bei den Aminosäuren. Deshalb sind Nahrungsergänzungen z.B. in Form von Eiweißpulvern nur in speziellen Fällen notwendig. Dennoch bestätigen Untersuchungen, dass "kleine Mahlzeiten mit hohem Eiweißanteil wacher und aufmerksamer machen" (KIEFER 2007, 40). Besonders fettarme Milchprodukte, mageres Fleisch, Fisch und Hülsenfrüchte enthalten viel wertvolles Eiweiß (vgl. Kap. 2.3.1.1) und beeinflussen, vor allem in Kombination mit Kohlenhydraten, den Serotoninspiegel (vgl. Kap. 8.4.2) und somit die Stimmung positiv (vgl. KIEFER 2007, 40). Ob bzw. inwiefern Kinder und Jugendliche der beiden genannten Risikogruppen von einem Proteinmangel betroffen sind, konnte den bisherigen Veröffentlichungen nicht direkt entnommen werden. Dass die Ernährung sozial benachteiligter Kinder jedoch zu geringerem Anteil von Nahrungsmitteln mit viel wertvollem Eiweiß bestimmt ist (vgl. Kap. 6.3.1), lässt zumindest hier eine vergleichsweise geringere Zufuhr essenzieller Aminosäuren vermuten.

8.2.5 Fette

Im Gegensatz zu den in vielerlei Hinsicht sehr wertvollen Proteinen und den anfangs erwähnten mehrfach ungesättigten Fettsäuren haben die meisten Fette einen eher schlechten Ruf. Obwohl sie, in angemessenen Mengen, eine wichtige Energiequelle für den Menschen darstellen, kann man bei größeren Mengen tierischer Fette, bei frittierten Speisen oder bei Kokosfett eindeutig nicht von Brainfood sprechen. Die mehrfach ungesättigten Fettsäuren hingegen, die schon während Schwangerschaft und Stillzeit eine wesentliche Bedeutung für die körperliche und geistige Entwicklung des Fetus oder Säuglings haben, spielen weiterhin auch für die kognitive Leistungsfähigkeit von Kindern und Jugendlichen eine entscheidende Rolle. Deshalb sollte besonders Seefisch, der große Mengen dieser essenziellen Fettsäuren enthält, regelmäßiger Bestandteil des Ernährungsplans von Schulkindern sein. Da die meisten Kinder jedoch nicht gerne Fisch essen (vgl. Kap. 3.2.4.2) können Lein-, Raps-, Soja- oder Wahlnussöl als Alternativen verwendet werden. Allerdings ist hier beim Erhitzen darauf zu achten, dass hohe Temperaturen zur Umwandlung der wertvollen Omega-3-Fettsäuren in schlechte Transfettsäuren führen, die zumindest im Tierversuch Lernschwierigkeiten auslösten. Deshalb sollten diese Pflanzenöle nicht zum Braten verwendet werden (vgl. Kiefer 2007, 40f.). Ein erhöhter Konsum von gebratenen oder frittierten Speisen lässt sich besonders bei sozial benachteiligten und Migrantenkindern feststellen (vgl. Kap. 6.3.1 u. 7.3.1).

8.2.6 Vitamine und Mineralstoffe

"13 Vitamine und 12 Mineralstoffe sind lebensnotwendig und müssen durch die Nahrung zugeführt werden. Wenn auch nur ein Vitamin oder Spurenelement knapper wird, beeinträchtigt das den gesamten ‚Denkbetrieb'" (Von Betteray 2006, 22). Ausgeprägte Vitaminmangelzustände können sogar "schwerste Störungen im Verhalten, in der Befindlichkeit und in kognitiven Funktionen" (Kasper 2004, 413) nach sich ziehen. Manche werden direkt für die Funktion der Nervenzellen benötigt (z.B. Kalium, Kalzium und Natrium), andere sind als Koenzyme oder Kofaktoren an verschiedenen Stoffwechselreaktionen (z.B. der Produktion der Neurotransmitter) beteiligt (vgl. Kiefer 2007, 41). Die Ernährungswissenschaftlerin France Bellisle (2004, 230) vom Pariser Krankenhaus Hôtel Dieu zog aus der Analyse zahlreicher Studien das Fazit, dass eine entsprechende Nahrungsergänzung bei Kindern und Jugendlichen, die an Vitaminmangel leiden, sogar den Intelligenzquotienten erhöhen kann. Kinder und Jugendliche, die bereits ausreichend mit Vitaminen versorgt sind, werden durch zusätzliche Vitamingaben jedoch nicht noch klüger.

Besonders wichtig für das Gehirn ist das *Vitamin* B_1, denn es ermöglicht die Glucoseverbrennung. "Bereits ein leichter Mangel - wie er etwa bei einseitigem Fast-Food-Konsum nachweislich auftreten kann - führt daher unter anderem zu Müdigkeit, Depressionen, Gedächtnis- und Konzentrationsschwäche" (KIEFER 2007, 41). *Vitamin C* erleichtert unter anderem die Eisenaufnahme und sorgt gemeinsam mit den *Vitaminen A* und *E* für eine gute Durchblutung des Körpers und somit auch des Gehirns. *Vitamin* B_2 "entzündet" immer wieder neue Gedanken und Ideen und pflegt Gehirn- und Nervenzellen. *Vitamin* B_3 sorgt für einen guten Sauerstoffgehalt im Blut, wodurch die Gehirnzellen aktiviert werden. Auch die übrigen B-Vitamine funktionieren in den Nerven und im Gehirn als Botenstoffe und wirken Konzentrationsschwäche, Müdigkeit und schlechter Laune entgegen. *Vitamin* B_{12} dient letztlich als Baumaterial für Nerven- und Gehirnzellen und ist vor allem in tierischen Produkten reichlich enthalten. Besonders bei Kindern, die über lange Zeit vegetarisch ernährt werden, kommt es nachweislich zu psychischen Beeinträchtigungen, wenn die Zufuhr von *Vitamin* B_{12} nicht explizit beachtet wird.

Die Mineralstoffe *Kalzium* und *Magnesium* wirken als Anti-Stress-Stoffe, indem sie auf das Gehirn einströmende Reize sortieren und eine rasche Weitergabe der Aufträge des Gehirns an den Körper veranlassen. Magnesium wirkt zudem stressdämpfend und beruhigend (vgl. Kap. 8.4.2).

Phosphor hingegen kann, sofern es im Überschuss vorhanden ist, das Kalzium aus dem Körper schwemmen und somit eine schlechte Reizleitung im Nervensystem verschulden.

Kohlenhydrate, die in den Muskeln oder in der Leber gespeichert sind, können von *Mangan* abgebaut werden. Sinkt der Blutzuckerspiegel eines Schülers im Unterricht, so kurbelt der Mineralstoff die Blutzuckerproduktion aus den Körperreserven an. Vor allem Vollkorn-Hafer, -Weizen und Haselnüsse sind reich an Mangan.

Chrommangel führt nachweislich zu Stress- und Überlastungsempfinden. Chrom ist dafür verantwortlich, dass der Blutzucker in die Zellen transportiert wird.

Jod beeinflusst vor allem die Reifung des Gehirns, die Lernfähigkeit und ein positives Wohlbefinden. Ein Jodmangel kann zu einer Intelligenzminderung um bis zu 30 Prozent führen (vgl. VON BETTERAY 2006, 23ff.). Besonders in der frühkindlichen kognitiven Entwicklung gilt Jod als kritischer Nährstoff, denn jede vierte Frau in Deutschland geht mit einem Jodmangel in die Schwangerschaft und verstärkt somit genannte Risiken bei ihrem Kind (vgl. KERSTING et al. 2003, 99). Auch die KiGGS- und die HBSC-Studie bestätigen einen verbreiteten Jodmangel bei Kindern und Jugendlichen, vor allem in benachteiligten Sozialmilieus und in Migrantenfamilien (vgl. Kap. 3, 6 u. 7; auch THAMM et al. 2007).

Auch ein Mangel des Vitamins *Folsäure* ist mit einer Vielzahl neurologischer Symptome verbunden. Während ein solcher Mangel bei Erwachsenen vor allem zu Depressionen, Gedächtnisstörungen und Gehirnschrumpfung führen kann, gehören Entwicklungsverzögerungen, intellektuelle Minderbegabung und Verhaltensauffälligkeiten zu den Symptomen von Neugeborenen und Kindern mit angeborenem Folsäuremangel. Bei Jugendlichen führen vor allem falsche Gewichtsreduktionsdiäten mit einseitiger Ernährung, regelmäßiger Alkoholmissbrauch und die Einnahme aufputschender Medikamente zu einem Folsäuredefizit (vgl. KIEFER/ZIFKO 2007, 49 f.).

8.2.7 Flüssigkeitszufuhr

Ebenso wie durch eine optimale Nährstoffversorgung wird die kognitive Leistungsfähigkeit durch regelmäßiges Trinken gesteigert (vgl. KIEFER 2007, 42). Kinder verlieren besonders bei Hitze, beim Sport oder beim Spielen viel schneller Flüssigkeit als Erwachsene, denn der Wasserhaushalt eines kindlichen Körpers ist sehr viel empfindlicher (vgl. VON BETTERAY 2006, 9). Doch schon ein geringes Flüssigkeitsdefizit hat negativen Einfluss auf das Lernen, da bereits ein Mangel von ein bis zwei Prozent die geistige Leistungsfähigkeit um fünf bis acht Prozent herabsetzt. Trinken Kinder permanent zu wenig, kann dies sogar langfristige Auswirkungen auf die Entwicklung haben, denn das Gehirn und die Nervenzellen bestehen größtenteils aus Wasser und sind deshalb auf einen regelmäßigen Flüssigkeitsaustausch angewiesen (vgl. VON BETTERAY 2006, 29; KIEFER/ZIFKO 2007, 33).

Wird der Körper nur mangelhaft mit Flüssigkeit versorgt, vermindert sich die Durchblutung des Gehirns und die Nährstoffversorgung wird behindert, was unter anderem Müdigkeit und Kopfschmerzen hervorrufen und zu einer verringerten Kapazität des Kurzzeitgedächtnisses führen kann. "Man agiert langsamer, unflexibel, verliert leichter die

Übersicht, versteht komplexe Zusammenhänge nicht mehr" (Kiefer 2007, 42).

Besonders Leitungs- oder Mineralwasser, ungesüßte Kräuter- und Früchtetees zählen dank ihres ausgewogenen Elektrolytanteils, ihrer Mineralstoffe und Spurenelemente zu den Flüssigkeiten, die die kognitiven Fähigkeiten unterstützen. Besonders Kräutertees können, je nach Inhaltsstoffen, neben ihrer Funktion als Flüssigkeitsspender zusätzlich eine anregende oder aber eine seelisch beruhigende oder ausgleichende Wirkung haben.

Koffeinhaltige Getränke wie Kaffee oder Cola wirken bei Erwachsenen, in geringen Mengen konsumiert, zwar nachweislich kreislaufanregend, wirken somit kurzfristig Müdigkeit entgegen und fördern Aufmerksamkeit und Konzentration und damit auch die Leistung, da Gelerntes besser abgespeichert werden kann. Für Kinder und Jugendliche sind diese Getränke jedoch aus ernährungsphysiologischer Sicht ungeeignet.

Gleiches gilt für das älteste und am weitesten verbreitete Suchtmittel Alkohol, das dem Körper bekanntermaßen in vielerlei Hinsicht schaden kann. Bezogen auf die Leistungsfähigkeit des Gehirns ist neben kurzfristigen Reaktionsbeeinträchtigungen vor allem zu bedenken, dass jeder Tropfen Alkohol die Gehirnzellen auch nachhaltig schädigt. Vor allem bei Kindern und Jugendlichen, deren Nervensysteme sich noch in der Phase der Reifung befinden, wirk sich Alkoholkonsum besonders schädigend aus und ist daher in jedem Fall zu meiden (vgl. Kiefer/Zifko 2007, 34 ff.).

Wie die EsKiMo-Ergebnisse zeigen, trinken Kinder und Jugendliche jedoch meist zu wenig und zu süß, was ihrem Lernen somit wenig zuträglich ist. Alkohol und Kaffee hingegen werden in kaum nennenswerten Mengen konsumiert (vgl. Kap. 3.2.4.2).

Die folgende Tabelle fasst noch einmal überblicksartig zusammen, welche speziellen Nahrungsbestandteile die Gehirnleistung und damit das Lernen verbessern und in welchen Lebensmitteln diese enthalten sind.

Nahrungsbestandteil	Wirkungsweise / Funktion	Enthalten in
	Konzentration	
Kohlenhydrate	Glukoselieferant für die Energieversorgung	Getreide, Obst, Gemüse
Flüssigkeit	Nährstofftransport, Bestandteil von Gehirn- und Nervenzellen	Wasser, Mineralwasser, ungesüßten Kräuter- und Früchtetees
Eisen	Sauerstofftransport, Neurotransmitterstoff-wechsel	roten Fleischsorten, Kürbiskernen, Sesam, Sojamehl, Hirse, Mohn, Pinienkernen, Weizenkeimen, Hafer, Dill, Petersilie, Hefe, Haferflocken, Spinat, Brunnenkresse, Linsen, Sojabohnen, weißen Bohnen
Chlorophyll	Sauerstofftransport	grünen Pflanzen, Salat, Kräutern, Spinat, Brennnesseln, Oliven, Algen
Tyrosin	Ausgangssubstanz für Adrenalin, Noradrenalin und Dopamin	Fisch, Fleisch, Milchprodukten
Tryptophan	Ausgangssubstanz für Serotonin	Käse, Sojabohnen, Erdnüssen, Cashewnüssen, Linsen, Eiern, Fleisch, Fisch, Haferflocken, Weizen, Reis
Vitamin B_1	Neurotransmitterstoff-wechsel	Vollkorngetreide, Haferflocken, Weizenkeimen, Sonnenblumenkernen, Hülsenfrüchten, Nüssen, Schweinefleisch
Magnesium	Energiegewinnung und -bereitstellung	Getreideprodukten, Nüssen, Trockenfrüchten, Kürbiskernen
	Gedächtnisleistung	
Phenylalanin	Ausgangssubstanz für Adrenalin, Noradrenalin und Dopamin	Sojabohnen, Käse, Erdnüssen, Weizenkeimen, Mandeln, Tunfisch, Rindfleisch, Forellen, Hüttenkäse
Vitamin B_1	Neurotransmitterstoff-wechsel	Vollkorngetreide, Haferflocken, Weizenkeimen, Sonnenblumenkernen, Hülsenfrüchten, Nüssen, Schweinefleisch
Lecithin	Ausgangssubstanz von Acetylcholin	Eidotter, Hefe, Soja, Fleisch, Fisch

Lernleistung/Lernerfolg

Kalzium	Informationsübertragung	Milch und Milchprodukten, Mohn, Feigen, Sesam, Sojabohnen, Hülsenfrüchten, Nüssen, Vollkorngetreide, Weizenkeimen, Haferflocken, Brokkoli, Brunnenkresse, grünem Gemüse, Petersilie
Jod		jodiertem Speisesalz, Meerwasserfischen, Seetang, Algen, Spinat, Ei
Kohlenhydrate	Glukoselieferant für die Energieversorgung	Getreide, Obst, Gemüse
Eisen	Sauerstofftransport, Neurotransmitterstoffwechsel	roten Fleischsorten, Kürbiskernen, Sesam, Sojamehl, Hirse, Mohn, Pinienkernen, Weizenkeimen, Hafer, Dill, Petersilie, Hefe, Haferflocken, Spinat, Brunnenkresse, Linsen, Sojabohnen, weißen Bohnen
Chlorophyll	Sauerstofftransport	grünen Pflanzen, Salat, Kräutern, Spinat, Brennnesseln, Oliven, Algen
Flüssigkeit	Nährstofftransport, Bestandteil von Gehirn- und Nervenzellen	Wasser, Mineralwasser, ungesüßten Kräuter- und Früchtetees

Abrufen von Informationen

Tyrosin	Ausgangssubstanz für Adrenalin, Noradrenalin und Dopamin	Fisch, Fleisch, Milchprodukten
Serin, Methionin	Ausgangssubstanz für Acetylcholin	Fisch, Pute, Hühnerfleisch, Sojabohnen, Rindfleisch, Cashewnüssen, Weizenkeimen, Brokkoli, Erbsen, Spinat, Vollkornbrot, Reis

Informationsübertragung

Omega-3-Fettsäuren	Bestandteil von Membranstrukturen	fetten Seefischen
Zink	Enzymbestandteil	Weizenkeimen, Mohn, Sesam, Kürbiskernen, Fleisch, Eiern, Milch, Käse, Fisch, Karotten, Vollkornbrot, Kartoffeln

Wachheit		
Tyrosin	Ausgangssubstanz für Adrenalin, Noradrenalin und Dopamin	Fisch, Fleisch, Milchprodukten
Abspeichern von Informationen		
Serin, Methionin	Ausgangssubstanz für Acetylcholin	Fisch, Pute, Hühnerfleisch, Sojabohnen, Rindfleisch, Cashewnüssen, Weizenkeimen, Brokkoli, Erbsen, Spinat, Vollkornbrot, Reis
Entspannung		
Tryptophan	Ausgangssubstanz für Serotonin	Käse, Sojabohnen, Erdnüssen, Cashewnüssen, Linsen, Eiern, Fleisch, Fisch, Haferflocken, Weizen, Reis
Geistige Leistungsfähigkeit		
Kohlenhydrate	Glukoselieferant für die Energieversorgung	Getreide, Obst, Gemüse
Flüssigkeit	Nährstofftransport, Bestandteil von Gehirn- und Nervenzellen	Wasser, Mineralwasser, ungesüßten Kräuter- und Früchtetees
Eisen	Sauerstofftransport, Neurotransmitterstoffwechsel	roten Fleischsorten, Kürbiskernen, Sesam, Sojamehl, Hirse, Mohn, Pinienkernen, Weizenkeimen, Hafer, Dill, Petersilie, Hefe, Haferflocken, Spinat, Brunnenkresse, Linsen, Sojabohnen, weißen Bohnen
Lysin	Ausgangssubstanz von Karnitin	Milch und Milchprodukten, Ei, Tunfisch, Rind- und Schweinefleisch, Sojabohnen, Weizenkeimen, Linsen, Huhn, Erdnüssen
Asparaginsäure	Zellfunktion	Spargel

Tabelle 1: Brainfood (nach Kiefer/Zifko 2007, 58ff., gekürzt)

8.3 Das richtige Timing

Neben einer gesunden und ausgewogenen Nahrungsmittelauswahl hat auch das richtige Timing entscheidenden Einfluss, wenn es darum geht, die geistige Leistungsfähigkeit von Kindern und Jugendlichen voll auszuschöpfen.

Ein altbekanntes Sprichwort lautet "Ein voller Bauch studiert nicht gern". Allerdings schadet auch ein leerer Bauch, wenn man in der Schule und bei den Hausaufgaben gute Leistungen bringen will.

8.3.1 Frühstücksverzehr und kognitive Leistungsfähigkeit

Aus ernährungsphysiologischer Sicht kommt dem Frühstück eine besondere Bedeutung zu, da es sich dabei um diejenige Mahlzeit handelt, "die die längste "Fastenperiode" des Tages – die Nacht – beendet [...] [und dadurch] die Energie- und Nährstoffspeicher des Körpers wieder aufgefüllt werden" (KAISER/KERSTING 2001, 5). Des Weiteren wird davon ausgegangen, "dass nur mit einem im Energie- und Nährstoffgehalt angemessenen Frühstück die optimale körperliche und geistige Leistungsfähigkeit am Vormittag erreicht werden kann" (ebd., 5). Es unterstützt einen guten Start in den Tag und liefert dem Kind genügend Energie für einen langen und anstrengenden Schulmorgen. Da der Stoffwechsel von Kindern und Jugendlichen morgens am aktivsten ist, benötigt er auch eine entsprechende Versorgung. Außerdem bietet ein gutes Frühstück Schutz vor Stress, welchem Heranwachsende in der Schule zunehmend ausgesetzt sind (vgl. VON BETTERAY 2006, 42).

Dr. Barbara KAISER und Dr. Mathilde KERSTING (2001) vom FKE Dortmund werteten verschiedene Literaturbefunde über den Zusammenhang von Frühstücksverzehr und kognitiver Leistungsfähigkeit von Kindern aus. Die dazu verwendeten Studien stammen jedoch hauptsächlich aus den USA, Großbritannien, Peru und Jamaika sowie aus Israel, Chile, Dänemark und Frankreich und sind deshalb nicht eins zu eins auf Deutschland übertragbar. "Dem Forschungsinstitut für Kinderernährung ist [jedoch] keine Studie in Deutschland bekannt, die den Einfluss des Verzehrs von Frühstück oder von Zwischenmahlzeiten auf die kognitive Leistungsfähigkeit von Kindern untersucht hätte" (KAISER/KERSTING 2001, 5).

Die Studienkollektive setzten sich teilweise aus "gut ernährten Kindern aus mittleren sozialen Schichten, zum großen Teil aber aus unterernährten Kindern aus niedrigen sozialen Schichten" (ebd., 5) zusammen. Die meisten Studien wurden mit Kindern durchgeführt, obwohl zahlreiche Untersuchungen (u.a. die EsKiMo-Studie) belegen, dass es vor allem Jugendliche (und hier v.a. die Mädchen) sind, die des Öfteren das Frühstück auslassen.

Es ist darauf hinzuweisen, dass die Ergebnisse der zahlreichen Studien nicht eindeutig sind, was teilweise durch methodische Probleme erklärt werden kann. Dennoch geben die Untersuchungsergebnisse zahlreiche Hinweise darauf, dass "Kinder bestimmte kognitive Aufgaben besser erledigen, nachdem sie gefrühstückt haben. Insbesondere Tests zum Kurzzeitgedächtnis wurden von Kindern und Jugendlichen, die nicht gefrühstückt hatten, langsamer und mit mehr Fehlern bewältigt" (Kaiser/Kersting 2001, 6). Zudem scheinen auch diejenigen kognitiven Funktionen, die vom Gedächtnis unabhängig sind, vom Fehlen eines Frühstücks beeinträchtigt zu werden. So zeigten sich zum Beispiel "schlechtere Ergebnisse bei der Unterscheidung konkurrierender Reize [...] sowie bei Sprach- und Rechentests" (ebd., 6). Im Gegensatz zu Kurzzeitgedächtnis und Aufmerksamkeitsleistungen, die sich durch den Verzehr eines Frühstücks zu verbessern scheinen, "scheint die Geschwindigkeit bei der Beantwortung von allgemeinen Wissensfragen von der Frühstückssituation nicht beeinflusst zu werden" (ebd., 7).

Die Untersuchungsauswertungen bestätigten, dass sowohl der *Ernährungsstatus* der Kinder als auch die *Menge und Zusammensetzung des Frühstücks* entscheidenden Einfluss auf die Ergebnisse hatten. So wurde ersichtlich, dass besonders schlecht ernährte bzw. unterernährte Kinder "schlechtere kognitive bzw. schulische Leistungen [zeigen], wenn sie nicht gefrühstückt haben. Bei gut ernährten Kindern sind die Befunde weniger eindeutig" (ebd., 7). Menge und Zusammensetzung des Frühstücks spielen insofern eine Rolle, dass "die qualitative und quantitative Zufuhr von Energie und Nährstoffen verschiedene Stoffwechselveränderungen nach sich zieht, die zum Beispiel den Blutglucosespiegel, den Insulinspiegel und die Konzentration an Neurotransmittern und dementsprechend auch die Hirnfunktionen beeinflussen" (ebd., 7), worauf bereits ausführlich eingegangen wurde. Dass ein optimales Frühstück für Kinder und Jugendliche am besten aus komplexen Kohlenhydraten in Form von Vollkornprodukten, aus Obst und einem Milchprodukt als Eiweißquelle bestehen sollte, schlägt sich unter anderem in den Empfehlungen des Forschungsinstituts für Kinderernährung nieder (vgl. Kap. 2.3.1.3). Ein auf diese Weise zusammengesetztes Frühstück verhindert, nach einer Untersuchung des britischen Kognitionsforschers Keith A. Wesnes et al. (2003), das schnelle Absinken der mentalen Leistungsfähigkeit im Laufe des Schulvormittags.

8.3.2 Regelmäßige Mahlzeitenverteilung über den Tag hinweg

In Kapitel 2 wurde ebenfalls ausführlich auf das Konzept der Optimierten Mischkost "optimiX" eingegangen, welches empfiehlt, Kindern und Jugendlichen über den Tag verteilt drei Haupt- und zwei Zwischenmahlzeiten anzubieten. Eine solche Ernährungsweise kann einen positiven Einfluss auf die, über den Tag hinweg schwankende, physiologische Leistungskurve des Menschen ausüben, da die Verdauungsorgane somit weniger beansprucht und zu starke Schwankungen der Blutzuckerkurve verhindert werden (vgl. DGE 1999, zit. in KAISER/KERSTING 2001, 7). Die Leistungskurve steigt im Laufe des Vormittags an und erreicht etwa um zehn Uhr ihren Höhepunkt. Anschließend sinkt sie zu einem sogenannten Mittagstief, steigt jedoch erneut am Nachmittag bevor sie gegen Abend wieder absinkt. Gut zusammengestellte Mahlzeiten, die zur rechten Zeit eingenommen werden, können die Leistungshochs unterstützen und dazu beitragen, die Leistungstiefs abzufangen.

Die Leistungskurve möglichst lange auf einem hohen Niveau zu halten, ist speziell für den schulischen Alltag relevant. Kinder, die lang genug geschlafen und ausgewogen gefrühstückt haben, sind zwischen neun und zehn Uhr in Höchstform. Dennoch können sie die Nährstoffe nur in geringer Menge speichern, was eine baldige Nachlieferung an Energie nötig macht (vgl. BEKI-INFO 4, 1). Das Forschungsinstitut für Kinderernährung empfiehlt ein sogenanntes "Frühstücks-Zweimaleins" mit einem ersten Frühstück am Morgen und einem zweiten als Zwischenmahlzeit am Vormittag (vgl. KERSTING/DOHMEN 2005, 17). Einem Schul- bzw. Pausenfrühstück gemäß den Empfehlungen des FKE kommt deshalb eine besondere Bedeutung für die Steigerung von Konzentrationsfähigkeit und Energie beim Spielen und Lernen zu. Die Tatsache, dass viele Kinder morgens mit leerem Magen in die Schule kommen, vor allem diejenigen aus sozial benachteiligten Milieus, verdeutlicht die Wichtigkeit des zweiten Frühstücks für die Aktivierung der kognitiven Leistungsfähigkeit. Außerdem kann auf diese Weise ein zu starkes Hungergefühl vor dem Mittagessen verhindert werden, das oft zu Reizbarkeit und Konzentrationsstörungen führt (vgl. WARNDORF 1993, zit. nach KAISER/KERSTING 2001, 7).

Aus eingangs genannten Gründen ist jedoch davon abzuraten, Hunger und Leistungstiefs durch den Verzehr von Traubenzucker begegnen zu wollen, da er den Blutzuckerspiegel stark nach oben schnellen und ebenso rasch unter das Ausgangsniveau zurückfallen lässt und dies die

Konstanz der Leistungskurve negativ beeinflusst (vgl. Kap. 8.2.1). Gerade für Klassenarbeiten oder Prüfungen, während denen vom Gehirn Höchstleistungen gefordert werden, empfehlen Ernährungsexperten stattdessen hauptsächlich Kost aus positiv bewerteten Kohlenhydraten (z.B. Vollkornprodukten), damit der Körper seine Kohlenhydratreserven auffüllen und in der Prüfung stetig Energie abgeben kann (vgl. von Betteray 2006, 49).

Eine Studie von Lucy Wilkinson et al. (2002) zeigte darüberhinaus, dass allein das Kauen zu einer kognitiven Leistungssteigerung beiträgt. Probanden, die im Test zuckerfreien Kaugummi kauten, konnten sich Wörter besser einprägen und wiedergeben als diejenigen, die nicht kauten. Dies sei vermutlich auf eine bessere Durchblutung der Hirnregionen zurückzuführen, die für das Gedächtnis verantwortlich sind.

Auch die übrigen drei Mahlzeiten des Tages, das Mittagessen, die zweite Zwischenmahlzeit am Nachmittag und das Abendessen, orientiert an den opimiX-Empfehlungen, spielen für den Erhalt der Leistungsfähigkeit eine wichtige Rolle. Während ein opulentes, schweres Mittagessen oder Fastfood ins sogenannte "Menü-Koma" führen und die Konzentrationsfähigkeit um etwa zwanzig Prozent sinken lassen kann (vgl. Von Betteray 2006, 14), schützt ein leichtes Mittagessen mit viel Eiweiß und wenig Fett vor Leistungsabfall und Schläfrigkeit. Kohlenhydratreiche Beilagen wie Kartoffeln oder Reis stellen dem Schüler zusätzlich die nötige Energie für die Hausaufgabenerledigung bereit. Diese Energie sollte am Nachmittag noch einmal durch Obst oder einen Müsliriegel aufgefüllt werden. Abends sorgt ein leichtes, kohlenhydratbetontes Essen für einen entspannten Tagesausklang und einen erholsamen Schlaf, der besonders in der Entwicklungsphase sehr wichtig ist, um auch am nächsten Tag wieder leistungsfähig zu sein (vgl. ebd., 39f.). Außerdem dient die Phase des Schlafs, neuropsychologischen Erkenntnissen zufolge, der Nachverarbeitung, Verfestigung und Ordnung von Gedächtnisinhalten und erleichtert Kindern und Jugendlichen somit das Behalten dessen, was sie während des Tages gelernt haben (vgl. Spitzer 2007, 126).

Ein Vergleich mit den Ergebnissen der EsKiMo-Studie (vgl. Kap. 3) macht deutlich, dass viele Kinder und Jugendliche zu geringe Mengen der Lebensmittel bzw. Nährstoffe zu sich nehmen, die dem Lernen besonders zuträglich sind – hingegen zu große Mengen derjenigen, die das Lernen bremsen und erschweren (z.B. Zucker und Fett aus Kinderlebensmitteln, Süßigkeiten und süßen Softdrinks sowie aus Fastfood und Fertigprodukten). Auch das Ernährungsverhalten (beispielsweise regelmäßiges Frühstück) widerläuft bei einem großen Teil der jungen Generation den Empfehlungen. Dies betrifft insbesondere diejenigen aus sozial benachteiligten Familien bzw. aus Familien mit Migrationshintergrund, da diese vergleichsweise noch schlechtere Ernährungsweisen praktizieren. Ein Blick auf die Gesundheitsberichterstattung des Bundes, der bestätigt, dass Kinder und Jugendliche aus eben diesen Risikogruppen zudem häufiger krank sind (Allergien ausgenommen), lässt hier Zusammenhänge vermuten. Kapitel neun stellt deshalb Überlegungen über eine mögliche Beziehung zwischen der häufigeren Fehl- bzw. Mangelernährung und dem Lernen dieser Kinder und Jugendlichen an.

8.4 Indirekte Beeinflussung der kognitiven Leistungsfähigkeit durch die Ernährung

Neben der direkten Beeinflussung des Lernens von Kindern und Jugendlichen durch die Ernährung kann Fehl- oder Mangelernährung sich auch auf indirektem Wege auf die kognitive Leistungsfähigkeit auswirken.

Nach Ingrid Kiefer und Udo Zifko (2007), werden "viele Erkrankungen, manche sogar mit bleibenden Schäden, [...] durch den Raubbau am Gehirn, insbesondere durch falsche nährstoffarme Ernährung mit verursacht" (13).

Im Folgenden werden exemplarisch einige Krankheitsbilder bzw. Auffälligkeiten dargestellt, die durch falsche Ernährung entstehen und somit die Leistungsfähigkeit der Heranwachsenden auf unterschiedliche Weise erschweren können.

8.4.1 Migräne

"Migräne ist ein periodisch auftretender, meist einseitiger Kopfschmerz, der häufig mit einer Reihe weiterer Symptome, wie Erbrechen, Schwindel, Flimmerskotom etc., einhergeht" (Kasper 2004, 402).

Kinder und Jugendliche, die an Kopfschmerzen oder gar an Migräne leiden, werden dadurch in ihrem Lernen eingeschränkt oder zeitweise sogar komplett daran gehindert. Die Primärbeschwerden werden zudem häufig von vegetativen Beschwerden wie Bauchschmerzen, Übelkeit und Erbrechen begleitet, welche die Betroffenen zusätzlich am Lernen hindern (vgl. DIENER 2002, 52) und zu einer Häufung von Fehlzeiten in der Schule oder später in Ausbildung und Beruf führen. "Die Folgen regelmäßiger Fehlzeiten von Migräne-Kindern in der Schule lassen sich erahnen" (ebd., 7), besonders dann, wenn der betroffene Schüler ohnehin Lernprobleme hat.

Deshalb ist es im Rahmen dieser Arbeit von besonderer Relevanz zu untersuchen, inwieweit die Ernährung als Auslöser an diesen Schmerzattacken beteiligt ist und wie eine Ernährungsumstellung zur Milderung der Symptomatik beitragen kann.

Bei Migräne handelt es sich um die am häufigsten auftretende Kopfschmerzform, von der etwa 18 % der Frauen und 6 % der Männer betroffen sind (vgl. KIEFER/ZIFKO 2007, 17). Auch bei Kindern und Jugendlichen stellt Migräne bereits ein bestehendes Problem dar, denn bereits im dritten Lebensjahr kann sich die Krankheit manifestieren. Bis zur Pubertät liegt die Häufigkeit, mit ausgeglichener Geschlechterverteilung, bei etwa 4 %. Mit Eintritt in die Pubertät hingegen verschwindet die Migräne bei etwa der Hälfte der Betroffenen und das Geschlechterverhältnis verschiebt sich zu Ungunsten der Mädchen, die nun etwa doppelt so häufig betroffen sind wie die Jungen (vgl. DIENER 2002, 52). Zwar wird bei Migränepatienten in mehr als der Hälfte der Fälle eine genetische Prädisposition für die Erkrankung festgestellt, weiterhin wird jedoch der Ernährung eine wesentliche Rolle als auslösender Faktor (Trigger) zugeschrieben. "Gerade im Gehirn als Schaltstelle der vielen Nervenendigungen und Rezeptoren findet sich eine besondere Empfindlichkeit gegenüber Veränderungen der Blutzusammensetzung. Durch Aufnahme bestimmter Nahrungsmittel kann es sowohl zu Migräneanfällen als auch zu anderen Kopfschmerzformen kommen" (KIEFER/ZIFKO 2007, 17). Doch auch der Mangel an bestimmten Nährstoffen oder Hunger, beispielsweise ausgelöst durch den Verzicht auf das Frühstück, wirken als Triggerfaktoren von Migräne (vgl. DIENER 2002, 20f.).

In der Migräneforschung konnte inzwischen für einige Nahrungsmittel gesichert nachgewiesen werden, dass sie an der Entstehung von Migräneattacken beteiligt sind. Hierbei handelt es sich hauptsächlich um solche Lebensmittel, die die Stoffe Histamin, Tyramin und Phenylethylamin enthalten. Histamin ist in unterschiedlicher Konzentration in Wein und Bier (für Kinder laut EsKiMo weniger relevant), aber auch in manchen Käse- und Wurstsorten enthalten. Tyramin findet sich, ebenfalls verschieden konzentriert, in Käse sowie in einigen Obst- und Gemüsesorten (z.B. Tomaten, Bananen, Avocados). Auch Phenylethylamin ist in Käse, hauptsächlich jedoch in Kakao (Bestandteil von Milch- sowie Bitterschokolade), vorzufinden. Schokolade und Käse gelten mit 75 bzw. 48 % als diejenigen Lebensmittel, die am häufigsten Migränekopfschmerzen verursachen. Des Weiteren werden in der Fachliteratur größere Mengen an Zucker oder Süßstoff, Koffein (nach EsKiMo auch weniger relevant für Kinder) sowie Geschmacksverstärker (v.a. enthalten in Fertigprodukten und Fastfood) und unregelmäßige Nahrungsaufnahme für Migräneanfälle verantwortlich gemacht (vgl. KASPER 2004, 402ff.).

Ein Vergleich der eben genannten Stoffe und Nahrungsmittel mit den eingangs dargestellten Ergebnissen der EsKiMo-Studie macht deutlich, dass ein Großteil der Kinder und Jugendlichen in Deutschland eine starke Präferenz für die genannten Migräneauslöser zeigt. So ist der Konsum von Wurst und fettem Käse sowie von Süßigkeiten, Süßgetränken, Fertigprodukten und von Fastfood im Mittel zu hoch. Dies gilt insbesondere für die in Kapitel 6 und 7 beschriebenen Risikogruppen. Daraus könnte der Schluss gezogen werden, dass Fehlernährung eine von verschiedenen möglichen Ursachen von Kopfschmerzen bei Kindern und Jugendlichen darstellt und ihnen somit auf indirektem Wege das Lernen erschwert.

Darüber hinaus interessiert die Beantwortung der Frage, wie die Ernährung (über die Reduktion der genannten Produkte hinaus) auch positiv dazu beitragen kann, Migräne zu vermeiden und damit einer Einschränkung oder gar Verhinderung des Lernens bzw. der kognitiven Leistungsfähigkeit entgegenzusteuern. Nach KIEFER und ZIFKO (2007) sind in der Forschung zwar keine Nahrungsmittel bekannt, die Migräne gänzlich verhindern können, dennoch existieren Nahrungsmittel, die als besonders günstig für Betroffene bewertet werden. Hierzu zählen hauptsächlich tryptophanreiche Nahrungsmittel wie Müsli, Haferflocken, Weizenkleie, Sonnenblumenkerne, Sesam, Hülsenfrüchte, und Fisch. Tryptophan wurde bereits als Baustein des Glückshormons Serotonin erwähnt.

Insgesamt ist eine ausgewogene, gesunde Ernährungsweise mit ausreichend Vitaminen und Mineralstoffen, so wie sie vom Forschungsinstitut für Kinderernährung empfohlen wird, für junge Migränepatienten besonders ratsam. Bedeutsam ist hier vor allem magnesiumreiche Nahrung, "da Magnesium ein Bestandteil und/oder Aktivator von über 300 Enzymen ist und u.a. auch zur Übertragung von Nervensignalen dient" (KIEFER/ZIFKO 2007, 19). Da eine Supplementenzufuhr in der Ernährung von Kindern und Jugendlichen vom FKE eher abgelehnt wird, sollten des Öfteren besonders magnesiumreiche Lebensmittel angeboten werden. Vollkorngetreideprodukte, Gemüse wie Brokkoli, Spinat, Kartoffeln oder Mais sowie verschiedene Samen (Sonnenblumenkerne, Leinsamen) sind hierbei zu nennen. Auch die bereits genannten "Nervenvitamine" B_1, B_6 und B_{12} sind für junge Menschen mit Migräneerkrankungen von großem Wert. Ein Mangel kann neben Kopfschmerzen auch direkt Konzentrationsschwächen, Müdigkeit und verminderte Leistungsfähigkeit nach sich ziehen. Darüber hinaus wird den essenziellen Omega-3-Fettsäuren, neben ihren primären lernförderlichen Effekten, zusätzlich eine migränelindernde Wirkung zugeschrieben. Eine ausreichende Flüssigkeitszufuhr ist zudem sehr wichtig, da eine Austrocknung, von der besonders Kinder gefährdet sind (vgl. 8.2.7), eine Störung im Elektrolythaushalt bedingen und neben bereits genannten Symptomen auch Kopfschmerzen auslösen kann. Aufgrund der (u.a.) migränefördernden Wirkung von Süßem sind Kindern zucker- und süßstofffreie Getränke anzubieten (vgl. ebd., 18f.).

Migräne bei Kindern und Jugendlichen adäquat und frühzeitig zu therapieren ist besonders wichtig, um die Lebensqualität der Betroffenen zu verbessern und um Einschränkungen im Lernen entgegenzusteuern. Neben einer medikamentösen Behandlung sowie Verhaltenstherapien und Ausdauersport beinhaltet eine ganzheitliche Therapie immer auch "allgemeine Empfehlungen zur Lebensführung wie regelmäßige Mahlzeiten und ausreichend Schlaf" (DIENER 2002, 52).

Im Rahmen der KiGGS-Pretests wurde das Vorkommen von Schmerzen bei Kindern und Jugendlichen aus unterschiedlichen Sozialmilieus genauer untersucht. Die Ergebnisse zeigen unter anderem, dass Kopfschmerzen und Migräne bei Mädchen aus dem untersten Sozialmilieu häufiger auftreten als in den anderen beiden Gruppen. Bei Jungen zeigen sich zwar bezüglich der Kopfschmerzen keine schichtspezifischen Unterschiede, unter Migräne jedoch leiden auch hier häufiger die Jungen aus schlechter situierten Familien (Lampert/Schenk 2004, 73). Dass es sich bei diesen Kindern und Jugendlichen gleichzeitig um eine Risikogruppe hinsichtlich des Ernährungsverhaltens handelt, zeigt Parallelen auf, die bezüglich der weiteren Erforschung der Auswirkungen der Ernährung auf das Lernen Berücksichtigung finden sollten. Vor allem, da besonders Kinder und Jugendliche aus diesen Milieus durchschnittlich häufiger von Lernbeeinträchtigungen betroffen sind (vgl. Kap. 9).

8.4.2 Depressionen und depressive Symptome

"Depressive Symptome und Störungen sind unter Kindern und Jugendlichen ein recht weit verbreitetes und ernst zu nehmendes Gesundheitsproblem" (Groen/Petermann 2008, 427).

Dass Kinder sich ab und an niedergeschlagen, schlapp und lustlos fühlen oder an nichts richtige Freude zeigen, zählt "auch bei Kindern und Jugendlichen in Form vorübergehender Stimmungen zur alltäglichen Gefühlswelt" (ebd., 427). Problematisch wird es dann, wenn die Gefühle bei einigen Heranwachsenden stärker ausgeprägt sind oder länger andauern.

Im Rahmen dieser Zulassungsarbeit sind Depressionen bei Kindern und Jugendlichen deshalb von Interesse, weil sie in den meisten Fällen von weiteren Symptomen begleitet werden und auf diese Weise das Erleben und Verhalten der Betroffenen bestimmen und beeinträchtigen. Hierzu zählen unter anderem auch das Lernen und die schulischen Leistungen, die infolge einer depressiven Verstimmung oft nachlassen (vgl. ebd., 427).

Da verschiedene wissenschaftliche Untersuchungen auf einen Zusammenhang zwischen Depressionen und einer falschen Ernährungspraktik hinweisen, sei diese Thematik im Folgenden kurz dargestellt.

Psychologische Studien belegen, dass depressive Patienten vielfältige neuropsychologische Beeinträchtigungen aufweisen, "die insbesondere die Informationsverarbeitungsgeschwindigkeit sowie Aufmerksamkeitsleistungen, exekutive Funktionen und das Gedächtnis betreffen" (Pritzel et al. 2003, 510). Groen und Petermann (2008, 428) rechnen u.a. Konzentrationsmangel und Entscheidungsprobleme unter die kognitiv-motivationalen Depressionssymptome, die für das schulische Lernen von Kindern und Jugendlichen täglich relevant sind. Verhaltensbezogen äußert sich die Symptomatik entweder in unruhigem oder gegenteilig in verlangsamtem Verhalten. Auf der emotionalen Ebene kann ein geringes Selbstwertgefühl als Begleitsymptom das Kind beim Lernen in der Schule einschränken.

Luc CIOMPI (1997, 94ff.) beschreibt Affekte als entscheidende Energielieferanten, die Anregungs- bzw. Motivationseffekte auf die Kognitionen ausüben. Demnach können Gefühle zwar anregend, unterstützend und intensivierend auf Lernprozesse einwirken. Genauso können sie diese jedoch beeinträchtigen, behindern oder gar lähmen. Des Weiteren wirken sich Affekte beeinflussend auf die Aufmerksamkeit aus. Ein Kind, das unglücklich oder gar depressiv ist, wird sich schwer damit tun, seine Aufmerksamkeit auf einen Lerngegenstand zu richten. Handlungstendenzen wie Mitarbeits- und Lernbereitschaft, Offenheit für Unterrichtsinhalte, Frustrationstoleranz oder Kreativität sind somit eng mit der Gefühlslage des Kindes verknüpft. Ferner schreibt CIOMPI den Gefühlen eine wichtige Bedeutung für die Gedächtnisleistungen zu, denn diese bestimmen wesentlich, mit welchen Lerninhalten sich eine Person intensiv auseinandersetzt, wie gut sie Inhalte verarbeitet und sich an sie erinnern kann.

"Dass die zentrale Regulation der Stimmung auch von der Ernährung beeinflusst wird, ist aufgrund der Alltagserfahrung seit langem bekannt" (KASPER 2004, 414). Schon im 18. Jahrhundert schrieb der Physiker und Philosoph G.C. LICHENBERG: "Die Speisen haben vermutlich einen sehr großen Einfluss auf den Zustand des Menschen, wo er jetzo ist. Der Wein äußert seinen Einfluss mehr sichtbar, die Speisen tun es langsamer, aber vielleicht ebenso gewiß" (zit. nach KASPER 2004, 414).

Vor allem der Aminosäure Tryptophan als Baustein des sogenannten "Glückshormons" Serotonin wird hierbei eine nachweislich das seelische Wohlbefinden beeinflussende Wirkung zugeschrieben (vgl. KIEFER 2007, 40). Untersuchungen zeigten, dass bei vielen Patienten mit psychischen Störungen, so auch bei Depressionen, eine niedrige Serotoninkonzentration im Blutserum festgestellt wurde. Jedoch besserten sich die depressiven Symptome und auch die häufig damit verbundenen Schlafstörungen, nachdem den Patienten Tryptophan verabreicht wurde (vgl. KASPER 2004, 414).

Damit Serotonin im Körper gebildet werden kann, ist also eine gewisse Tryptophankonzentration notwendig. Diese ist wiederum abhängig davon, in welcher Menge die Aminosäure über die Nahrung aufgenommen wird und wie hoch der Protein- bzw. Kohlenhydratanteil der Nahrung ist. Es konnte nachgewiesen werden, "dass eine kohlenhydratreiche, proteinarme Ernährung die Tryptophan- und auch die Serotoninkonzentration im Gehirn erhöht" (vgl. ebd., 415). Gleiches gilt für wertvolle Fette, die ebenfalls die Serotoninsynthese begünstigen und somit depressiven Verstimmungen entgegenwirken (vgl. ebd., 415).

Tryptophan ist vor allem in Käse, Sojabohnen, Erdnüssen, Cashewnüssen, Linsen, Eiern, Fleisch, Fisch, Haferflocken, Weizen und Reis enthalten (vgl. Tabelle 1). Eine ausgewogene Ernährung nach den aktuellen Empfehlungen enthält folglich jene Stoffe, denen präventive Wirkung gegenüber depressiven Symptomen zugeschrieben werden kann.

8.4.3 Hyperkinetische Störungen und hyperkinetische Symptome

"Hyperkinetische Störungen stellen zusammen mit den aggressiven Verhaltensstörungen (Störungen des Sozialverhaltens) die häufigsten psychischen Störungen im Kindesalter dar. Sie sind durch eine Beeinträchtigung der Aufmerksamkeit (Aufmerksamkeitsstörung, Ablenkbarkeit), der Impulskontrolle (Impulsivität) und der Aktivität (Hyperaktivität) gekennzeichnet" (Döpfner 2008a, 204).

HKS wird dem Kind besonders in der Schule oder bei den Hausaufgaben zum Problem, da die Kernsymptome vor allem dann in besonderer Intensität auftreten, wenn vom Kind eine längere Aufmerksamkeitsspanne verlangt wird. Die Symptome behindern das Lernen in vielfältiger Weise.

So bereitet das Aufmerksamkeitsdefizit dem Schüler beispielsweise Schwierigkeiten dabei, sich über längere Zeit hinweg auf seine Aufgaben zu konzentrieren und führt dazu, dass er Flüchtigkeitsfehler macht, sich leicht ablenken lässt, teilweise nicht richtig zuhört und Probleme damit hat, Aufgaben und Aktivitäten zu organisieren und diese zu Ende zu bringen.

Die Impulsivität ist meist eng mit der Aufmerksamkeitsschwäche verbunden und zeigt sich vor allem darin, dass die Betroffenen oft dem ersten Handlungsimpuls folgen und Tätigkeiten beginnen, bevor diese ausreichend durchdacht oder erklärt wurden. Weiterhin veranlasst sie den Schüler häufig dazu, mit Antworten herauszuplatzen, bevor die Frage vom Lehrer zu Ende gestellt wurde oder andere Kinder zu unterbrechen und zu stören, denn meist haben die Betroffenen Probleme damit, ihre Bedürfnisse aufzuschieben und zu warten, bis sie an der Reihe sind.

Die Hyperaktivität schließlich hindert das Kind daran, ruhig auf seinem Stuhl sitzen zu bleiben. Es ist ständig in extremer Bewegung. Dies ist auch durch wiederholte Aufforderungen nicht durchgreifend zu beeinflussen (vgl. DÖPFNER 2008b, 152f.).

Anhand genau festgelegter Kriterienkataloge (ICD-10[6] und DSM-IV[7]) ist es möglich, eine fachliche Diagnose zu stellen. Doch unabhängig davon, ob es sich bei einem Kind oder Jugendlichen um eine diagnostizierte Störung handelt oder ob es lediglich hyperaktive Symptome aufweist, Fakt ist, dass es durch die Symptomatik deutlich im Lernen eingeschränkt wird. Etwa 10 bis 25 % der Betroffenen zeigen komorbid auftretende Lernstörungen (vgl. BIEDERMANN et al. 1991, 571ff.).

Im Rahmen dieser Arbeit interessiert deshalb, ob und wenn ja in welcher Form die Ernährung von Kindern und Jugendlichen an der Entstehung und an der Ausprägungsintensität des Störungsbildes beteiligt ist.

Neben genetischen Faktoren, Schädigungen des Zentralnervensystems und psychosozialen Bedingungen (u.a. geringer sozioökonomischer Status) diskutieren multifaktorielle Ansätze zur Erklärung des hyperkinetischen Syndroms seit langer Zeit die Bedeutung von Nahrungsmitteln bzw. Nahrungsmittelbestandteilen als auslösende Faktoren. "Der Einfluss verschiedener natürlicher Nahrungsmittelbestandteile und Nahrungsmittelzusätze wird seit Jahrzehnten postuliert, doch konnten in den methodisch meist problematischen Studien keine eindeutigen Ergebnisse belegt werden" (DÖPFNER et al. 2008b, 262). Eine neue Studie von einer Forschergruppe um MCCANN (2007) weist darauf hin, dass die Symptome durch bestimmte Nahrungsmittelzusätze (insbesondere durch Farbstoffe) ausgelöst werden können. Diese Studie stützt die in den 80er Jahren von der deutschen Apothekerin Herta HAFER (1984, 90ff.) aufgestellte Vermutung, dass der Verzicht so-

6 ICD-10 = "International Statistical Classification of Deseases and Related Health Problems" der WHO; 10. Revision der Klassifikation.

7 DSM-IV = Vierte Version des "Diagnostic and Statistical Manual of Mental Disorders" der American Psychiatric Association (APA).

wohl auf künstliche als auch auf natürliche Phosphate in der Ernährung von hyperkinetisch gestörten Kindern zu einer Verbesserung der Symptomatik beitragen könne. Schon damals empfahl die Apothekerin, aufgrund von Beobachtungen und Erfahrungen an ihrem eigenen Kind, auf sämtliche Halbfertig- und Fertiggerichte sowie auf Lebensmittelzusatzstoffe zu verzichten. Selbiges bestimmte sie für Milch und Käse sowie für Zucker, verschiedene Süßigkeiten und Getränke wie Cola oder Fruchtsäfte.

Eine weitere Hypothese, ebenfalls aus den 80er Jahren, aufgestellt von EGGER et al. (1985), basiert auf der Annahme, beim hyperkinetischen Syndrom handle es sich um die Folge einer Lebensmittelallergie. Sowohl Farb- und Konservierungsstoffe als auch natürliche Inhaltsstoffe der Lebensmittel kommen nach dieser Hypothese als Allergene in Frage. Aufbauend auf dieser Allergie-Hypothese wurde die sogenannte oligoantigene Diät für betroffene Kinder und Jugendliche entwickelt, mit deren Hilfe unter kontrollierten Bedingungen eine signifikante Verhaltensbesserung beobachtet werden konnte. Bei dieser Diät wird zunächst ausschließlich eine Kost verwendet, die aufgrund von Erfahrungen mit großer Wahrscheinlichkeit frei von Allergenen ist. Nach ca. 3-4 Wochen werden der Basisdiät, im Abstand von einigen Tagen, schrittweise einzelne Lebensmittel zugesetzt. "Solche, die reproduzierbar ein hyperkinetisches Verhalten auslösen, werden später konsequent gemieden" (KASPER 2004, 412). Lebensmittel und Lebensmittelzusätze, die hierbei besonders häufig ermittelt wurden, sind Farb- und Konservierungsmittel (in 79 % der Fälle), Kuhmilch (64 %), Schokolade (59 %), Weintrauben (50 %), Weizen (49 %), Zitrusfrüchte (45 %), Käse (40 %), Hühnereier (39 %) und Erdnüsse (32%) (vgl. EGGER et al. 1985, 543). Nach KASPER (2004, 412) zeigt die oligoantigene Diät auch bei der Behandlung von Migräne positive Wirkung.

Aktuell in der Diskussion ist der Einfluss der bereits im Mutterleib und von Geburt an für die kognitive Entwicklung bedeutungsvollen ungesättigten Fettsäuren auf die Aufmerksamkeitsdefizit-/Hyperaktivitätsstörung, die sich auch schon in der Migränebehandlung als hilfreich erwiesen (vgl. Kap. 8.4.1). Mit Hilfe einiger Studien konnten erniedrigte Konzentrationen ungesättigter Fettsäuren im Serum von Kindern mit HKS nachgewiesen werden. Weitere Studien belegen eine Verbesserung der Symptomatik bei einer entsprechenden Nahrungszufuhr mit eben diesen Fettsäuren (vgl. FRÖHLICH/DÖPFNER 2008).

Zwar ist die Nahrungsergänzung, der Fachliteratur zufolge, den möglichen patientenzentrierten Interventionsformen zuzuordnen (vgl. DÖPFNER et al. 2008b, 264), im sogenannten "Entscheidungsbaum zur Planung einer multimodalen Therapie bei Schulkindern", in dem lediglich "die bislang gut bewährten Interventionen" (DÖPFNER et al. 2008b, 265) einen Platz finden, wird die Nahrungsergänzung jedoch nicht berücksichtigt, da trotz vorliegender positiver Ergebnisse eine weitere Erforschung als notwendig angezeigt wird (vgl. ebd., 265).

Vergleiche zwischen den aktuellen Ergebnissen zum Ernährungsverhalten von Kindern und Jugendlichen unterschiedlicher Sozialstati und Ethnien in Deutschland und der Auftretenshäufigkeit des hyperkinetischen Syndroms in eben diesen Gruppen lassen gewisse Parallelen erkennen: So ist die Ernährung von Heranwachsenden aus sozial schwachen Milieus und von jenen mit Migrationshintergrund weniger von der Aufnahme ungesättigter und eher von der Aufnahme gesättigter Fettsäuren (in Fastfood oder frittierten/gebratenen Speisen) gekennzeichnet. Ebenso ist eine höhere Aufnahme von Farbstoffen und Konservierungsmitteln zu vermuten, da diese sich unter anderem hoch konzentriert in Softdrinks, süßem Gebäck und Fertigprodukten finden, welche ebenfalls am häufigsten von Kindern der unteren Sozialmilieus sowie von Kindern mit Migrationshintergrund konsumiert werden (vgl. Kap. 6 u. 7). Gleichzeitig belegen die Auswertungen der KiGGS-Studie, dass diese Kinder und Jugendlichen signifikant häufiger von einer diagnostizierten hyperkinetischen Störung oder von hyperkinetischen Symptomen betroffen sind.

Insgesamt leiden 4,8 % der Kinder und Jugendlichen in Deutschland an einer ärztlich oder psychologisch diagnostizierten Aufmerksamkeitsdefizit-/Hyperaktivitätsstörung. Bei den Jungen liegt die Auftretenswahrscheinlichkeit mit 7,9 % deutlich höher als bei den Mädchen (1,8 %).

Mit 6,4 % wird HKS bei Kindern aus Familien mit niedrigem sozialem Status signifikant häufiger diagnostiziert als bei Gleichaltrigen aus Familien mit mittlerem (5 %) oder hohem Sozialstatus (3,2 %). Mit Ausnahme der 3- bis 6-Jährigen lässt sich diese Signifikanz sowohl insgesamt als auch in allen einzelnen Altersgruppen feststellen.

Familien mit Migrationshintergrund berichten deutlich seltener über eine HKS-Diagnose ihrer Kinder als Nicht-Migranten. Unter den HKS-

Verdachtsfällen hingegen (Kinder, die lediglich Symptome der Störung aufweisen, ohne dass eine Diagnose gestellt worden wäre), sind die Prävalenzen unter Migrantenkindern höher als bei Kindern ohne Migrationshintergrund. Auch unter den sozial benachteiligten Kindern treten HKS-Verdachtsfälle deutlich häufiger auf als bei jenen mit mittlerer oder hoher Statuszugehörigkeit (vgl. SCHLACK et al. 2007, 830f.).

Dennoch handelt es sich hierbei lediglich um Parallelen, die keineswegs ausreichen, um eine Kausalität zu belegen (vgl. 9.3).

9 Überlegungen zur möglichen Beziehung zwischen (Fehl-)Ernährung und Lernen innerhalb der beiden Risikogruppen

9.1 Sozial benachteiligte Kinder und Jugendliche an der Schule zur Lernförderung

Die Ergebnisse der PISA-Studie zu Sozialschichtzugehörigkeit und Bildungsbeteiligung konstatieren, dass die Wahrscheinlichkeit, eine Schule zur Lernförderung zu besuchen, bei Kindern und Jugendlichen aus sozial benachteiligten Milieus deutlich erhöht ist (vgl. BAUMERT/SCHÜMER 2001, 358). Diskussionen über diesen Zusammenhang haben in der Sonderpädagogik, insbesondere in der Lernbehindertenpädagogik, eine lange Tradition und lassen sich bis zum Anbeginn einer besonderen Beschulung in sogenannten Hilfsschulen Ende des 19. Jahrhunderts zurückverfolgen. So schrieb STÖTZNER bereits 1864: "Gerade in den unteren Volksschichten, wo es oft in zweckmäßiger Ernährung, gesunder Wohnung, sorgfältiger Erziehung der Kinder fehlt, stellt sich die Zahl der Schwachsinnigen als eine wahrhaft schreckenerregende heraus" (7). In der Sonderpädagogik schrieben unter anderem BEGEMANN (1970) und KLEIN (1973) der sozialen Stellung "eine Schlüsselrolle für die Qualität des Sozialisationsprozesses" (KOCH 2004a, 181) zu. "Soziale Benachteiligungen und Lernbehinderungen treten vielfach gemeinsam auf, dennoch kann nicht von einem linear-kausalen Zusammenhang ausgegangen werden - es handelt sich vielmehr um ein kovariantes Verhältnis. Das heißt, in bestimmten Konstellationen bzw. Ausprägungsgraden können soziale Bedingungen Risiken für die Kindesentwicklung darstellen, können sie bis hin zu Lernbeeinträchtigungen führen" (KOCH 2004b, 411). Zwar sind bei der Entstehung von Lernbehinderungen, wie auch bei allen anderen Behinderungsarten, "Erbfaktoren oder exogen erworbene Schädigungen prä-, peri- oder postnatal" (VERNOOIJ 2007, 272) von Relevanz, allerdings scheinen "sozio-kulturelle und psycho-soziale Faktoren [...] bei der Verursachung von Lernbehinderung von größerer Bedeutung zu sein" (ebd., 272) und sollten "unbedingt als Hilfsdaten zur Erfassung der Leistungsgenese eines Kindes je individuell einfließen" (ebd., 271).

Bereits sozialstatistische Untersuchungen der 70er Jahre machten deutlich, "dass über 90 % der Schüler in der Schule für Lernbehinderte aus unteren bis untersten sozialen Schichten stammen" (WERNING/LÜTJE-

KLOSE 2006, 51). CLOERKES (1997, 68) konstatierte, dass die "sozio-kulturelle Benachteiligung", mit der BEGEMANN (1970) die Sozialisationssituation von Kindern aus unteren Sozialschichten bezeichnet, bei etwa 10 % dieser Kinder Lernschwächen bzw. Lernbehinderungen verursacht. Neuere Studien der letzten Jahre bestätigen, dass sich die soziale Lage der Schülerschaft an Sonder-/Förderschulen nicht wesentlich verändert hat (vgl. u.a. KLEIN 2001; KOCH 2004a/b).

Eine detaillierte Charakterisierung der Sozialisationssituation von Kindern in unteren Sozialschichten findet sich bei VERNOOIJ (2007, 272 ff.). Da diejenigen Faktoren, die für diese Arbeit besonders relevant sind, bereits in Kapitel 6.3.3 aufgezeigt wurden, wird an dieser Stelle auf weitere Ausführungen verzichtet.

9.2 Kinder und Jugendliche mit Migrationshintergrund an der Schule zur Lernförderung

Dass auch Kinder und Jugendliche nicht-deutscher Herkunft an der Schule zur Lernförderung überrepräsentiert sind, gilt in Fachkreisen als bekannt (vgl. WERNING/LÜTJE-KLOSE 2006, 65). "In den bisherigen PISA-Studien haben in Deutschland Schülerinnen und Schüler mit Migrationshintergrund besonders schlecht abgeschnitten" (DATENREPORT 2008, 55). Auswertungen KORNMANNS (1998), die er auf Basis regelmäßiger statistischer Veröffentlichungen der KMK[8] durchführte, zeigen, "dass der relative Anteil ausländischer Kinder an der Schülerschaft von Sonderschulen für Lernbehinderte von Jahr zu Jahr überproportional stark ansteigt" (KORNMANN 1998, 55). Im Jahr 2006 besuchten 16 % die Förderschule und 19 % die Hauptschule. Gymnasien wurden hingegen nur von 4 % der Migranten besucht (vgl. DATENREPORT 2008, 55).

Wie bereits erwähnt, stammt "ein großer Anteil der nicht-deutschen Schülerinnen und Schüler auch aus sozial benachteiligten bis sozial randständigen Bereichen der Gesellschaft" (WERNING/LÜTJE-KLOSE 2006, 66; vgl. auch SCHENK et al. 2007, 597). "Während unter den Migranten 53,7 % einen niedrigen Sozialstatus aufweisen, beträgt der entsprechende Anteil unter den Nicht-Migranten lediglich 22,6 %" (LANGE et al. 2007, 586). Deshalb spielen die in der Fachliteratur diskutierten Erklärungsansätze für die Entstehung von Lernbeeinträchtigungen, die für einen großen Teil sozial benachteiligter Kinder und Jugend-

8 KMK = Ständige Konferenz der Kultusminister der Länder der Bundesrepublik Deutschland.

licher relevant sind, teilweise auch für Schüler mit Migrationshintergrund eine Rolle. KLEIN (2001) verdeutlicht: "Zur kulturellen Differenz kommen eindeutig entwicklungshemmende Faktoren hinzu, wofür vor allem die gegenwärtigen Erwerbsverhältnisse ihrer Eltern und die deutlich ungünstigeren Wohnverhältnisse die wichtigsten Indikatoren sind" (58). Damit schreibt er auch Kindern und Jugendlichen mit Migrationshintergrund eine entwicklungs- und schulleistungshemmende Lebenswelt als mögliche Ursache von Lernproblemen zu. Zudem führt GOLZ (1996) u.a. die besondere Belastung der Kinder durch ein Leben "zwischen verschiedenen Welten" (233) sowie die "Sprachschwierigkeiten" (235), mit denen sie häufig zu kämpfen haben, als spezifische, aus der Migration hervorgehende Verursachungsfaktoren an. KLEIN (2001, 58) betont jedoch: "Den Besuch der Sonderschule allein auf die Sprachschwierigkeiten zurückzuführen, wie es häufig geschieht, ist zwar ein populärer Erklärungsversuch, doch beruht er auf einer sehr verkürzten Sicht der Realität. Von den zum Teil äußerst ungünstigen Lebens- und Erziehungsbedingungen ausländischer Kinder wird damit nur abgelenkt".

9.3 Überlegungen zum Zusammenhang zwischen (Fehl-)Ernährung und Lernbeeinträchtigungen

Bereits STÖTZNER (1864, 7) beklagte den Mangel an "zweckmäßiger Ernährung" von Kindern "in den unteren Volkschichten". Auch BEGEMANN (1970, 56) zählt die "Kinderernährung" zu den "soziokulturelle[n] Bedingungsfaktoren der Hilfsschulbedürftigkeit", geht jedoch nicht weiter darauf ein.

Die Tatsache, dass ein Großteil der Kinder und Jugendlichen der Schule zur Lernförderung aus sozial benachteiligten Milieus und aus (teilweise sozial benachteiligten) Migrantenfamilien stammt und es sich hier laut EsKiMo und KiGGS um besondere Risikogruppen hinsichtlich des Ernährungsverhaltens und des Gesundheitszustandes handelt, zeigt gewisse Parallelen auf.

Die folgenden Überlegungen drehen sich um sozial benachteiligte Kinder und Jugendliche, die gleichzeitig von Lernproblemen betroffen sind und z.T. die Schule zur Lernförderung besuchen. Selbiges gilt für Kinder und Jugendliche mit Migrationshintergrund.

Kanter (1974, 126) konstatiert einen Unterschied zwischen einer Lernbehinderung und einer weniger gravierenden, partiellen, temporären und/oder reaktiven Lernstörung. Aufgrund fließender Übergänge zwischen den unterschiedlichen Formen von Lernbeeinträchtigungen bzw. deren Gradausprägung können sich jedoch Lernstörungen durch den Einfluss ungünstiger Bedingungen, z.B. negativer Umwelteinflüsse, zu Lernbehinderungen verfestigen (vgl. Vernooij 2007, 269 f.). Im Rahmen dieser Arbeit stellt sich deshalb die Frage, ob es sich bei der Ernährung um einen solchen beeinträchtigenden Umweltfaktor handelt, der die Intensität der Lernprobleme eines betroffenen Kindes mit beeinflusst.

Aufgrund der großen Heterogenität der Schüler an der Schule zur Lernförderung (vgl. u.a. Vernooij 2007, 271) lassen sich keineswegs pauschale Aussagen über die Art ihrer Lernprobleme treffen. Bereits Kobi (1980, 22) wies darauf hin, dass es "kein eindeutig bestimmbares Bild der Lernbehinderung" gibt und dass psychopathologische Verallgemeinerungen aus diesem Grund unzulässig sind. Dennoch führt er auf, welche Lernprobleme sich im Zusammenhang mit Lernbehinderungen *gehäuft* beobachten lassen. Hierzu zählen u.a. verschiedene Beeinträchtigungen der Motivation (23ff.), mangelnde Konzentrationsfähigkeit (37), ineffizientes Problemlösungsverhalten (37ff.) sowie eine beeinträchtigte Verfestigung des Gelernten (64ff.). Bach (1976, 11) nennt u.a. eine "Verlangsamung, Verflachung und zeitliche Begrenztheit der Lernprozesse" sowie eine "permanente Anregungsbedürftigkeit" als häufige Charakteristika lernbeeinträchtigter Schüler und macht dafür mitunter "eine Vielzahl spezieller intellektueller Ausfälle (reduzierte Merk- und Behaltensfähigkeit, […] Konzentrationsmöglichkeit, Leistungsfähigkeit usw.)" verantwortlich. Unter Berufung auf Schröder (2000) führen Ellinger und Elbert (2005, 322) Beeinträchtigungen der Motivation (z.B. der Lern- und Leistungsmotivation), des Aufmerksamkeits- und Konzentrationsvermögens und der Gedächtnisleistung als spezifische Probleme von Kindern der Schule zur Lernförderung an. Hierbei handelt es sich, wie bereits in Kapitel 8.1 erläutert, um Persönlichkeitsfaktoren, die eine wichtige Funktion für das Lernen haben und die durch Fehlernährung negativ beeinflusst werden können.

Die Ausführungen des achten Kapitels zeigen jedoch auch, dass eine gesunde und ausgewogene Ernährung die Ausschöpfung der vorhandenen Lernpotenziale von Kindern und Jugendlichen fördern kann.

Exemplarisch stehen dafür die von KAISER/KERSTING (2001) zusammengefassten Studien zum Zusammenhang zwischen Frühstücksverzehr und kognitiver Leistungsfähigkeit, die belegen, dass Kinder bessere Leistungen erbringen, wenn sie am Morgen etwas ernährungsphysiologisch Wertvolles gegessen haben. Die Untersuchung von France BELLISLE (2004) unterstreicht die Tatsache, dass Kinder und Jugendliche, die an ernährungsbedingten Mangelzuständen leiden (z.B. hinsichtlich der Vitaminzufuhr), beim Lernen und auch beim Verhalten besonders von einer entsprechenden Nahrungsergänzung profitieren.

Außerdem gilt eine gesunde Ernährung als Protektivfaktor z.B. gegen Migräne und depressive Verstimmungen, von denen auch Kinder und Jugendliche der beiden Risikogruppen durchschnittlich häufiger betroffen sind und durch die sie u.a. in ihrer Konzentrationsfähigkeit, ihrer Gedächtnisleistung und ihrer Lernmotivation eingeschränkt werden (vgl. Kap. 8.4). Würde man beispielsweise davon ausgehen, dass Depressionen oder depressive Symptome bei sozial benachteiligten Kindern und Jugendlichen durch "Erfahrungen von Armut, sozialer Unsicherheit, Zukunftsängsten, etc." (WERNING/LÜTJE-KLOSE 2006, 59) hervorgerufen, jedoch durch eine falsche Ernährung verstärkt werden, so könnte eine ausgewogene Ernährungsumstellung die Problematik zwar nicht vollständig lösen, sie aber möglicherweise etwas mildern. Dies sollte auch im schulischen Kontext unbedingt Ausgangspunkt weiterer Überlegungen sein (vgl. auch BACH 1976, 13).

Die Multikausalität des Phänomens Lernbeeinträchtigungen macht pädagogische und didaktische Interventionen und Fördermaßnahmen auf breiter Ebene nötig.

Auf Basis der bisherigen Ausführungen lässt sich jedoch vorsichtig vermuten, dass schlecht oder fehlernährte Schüler, die von Lernbeeinträchtigungen betroffen sind, durch eine Umstellung oder Ergänzung ihrer Ernährung beim Lernen unterstützt werden könnten. Dies würde ein Ansetzen an den Wurzeln des Lernens bedeuten, denn in Anlehnung an die Bedürfnispyramide von MASLOW (1970) zählen Hunger und Durst zu den Grundbedürfnissen des Menschen, die unter anderem die Basis von Interesse, Neugier und Lernfreude bilden (zit. nach GERRIG/ZIMBARDO 2008, 421f.). Übertragen auf die hier behandelte Thematik hieße das, durch eine gesunde Ernährung die Grundlage für die optimale Ausschöpfung der vorhandenen individuellen Lernpotenziale beeinträchtigter Kinder und Jugendlicher zu schaffen und diese mit einer individuellen sonderpädagogischen Förderung zu verknüpfen. Eine solche Denkweise im sonderpädagogischen Bereich ist in jedem Fall sinnvoller als isolierte Überlegungen bezüglich der optimalen schulischen bzw. unterrichtlichen Förderung der Kinder und Jugendlichen.

10 Perspektiven zur Verbesserung des Ernährungszustandes von Kindern und Jugendlichen im Rahmen der Schule

Die Ausführungen der vorangegangenen Kapitel verdeutlichen die Problematik der zunehmenden Fehlernährung von Kindern und Jugendlichen sowie der damit verbundenen Risiken hinsichtlich ihrer körperlichen und geistigen Entwicklung und Gesundheit. Rechtzeitige präventive und intervenierende Maßnahmen sind somit notwendig, um sowohl kurz- als auch langfristigen Schäden oder Beeinträchtigungen entgegenwirken zu können. Dies gilt verstärkt für besonders gefährdete Kinder und Jugendliche.

"Im Hinblick auf präventive Maßnahmen ist das Kindes- und Jugendalter ein bedeutsamer Lebensabschnitt, weil gesundheitsrelevante Verhaltensweisen und Lebensstile sowie die Prägung der auf die Gesundheit bezogenen Einstellungen bereits in der Kindheit beginnen" (BZgA 2000, 5).

Gesundheitliche Aufklärung von Kindern und Jugendlichen sowie die darin eingebettete Ernährungserziehung findet in institutionellen und sozialen Zusammenhängen statt. "Neben der Familie, dem Kindergarten- und Jugendfreizeitbereich stellt die Schule als Lebens- und Lernraum ein zentrales Interventionsfeld für präventive Maßnahmen dar. Hier findet im Unterricht eine organisierte Form des Lernens statt. Dabei können Heranwachsende aus allen sozialen Schichten über einen Zeitraum von 12 bis 13 Jahren erreicht werden" (BZgA 2000, 5). Durch ihren direkten Zugang zur Zielgruppe kommt den Lehrkräften hinsichtlich aller Maßnahmen in der schulischen Gesundheits- bzw. Ernährungserziehung eine zentrale Bedeutung zu (BZgA 2000, 30).

10.1 Die Schule als "soziales Kapital" für benachteiligte Kinder und Jugendliche

Vor allem Kinder und Jugendliche aus sozial benachteiligten Milieus sowie Migranten stellen hinsichtlich des Ernährungsverhaltens besonders gefährdete Gruppen dar. KLOCKE (2004) weist jedoch darauf hin, dass bestimmte Ressourcen das Gesundheitsverhalten (hier relevant: das Ernährungsverhalten) innerhalb der genannten Risikogruppen positiv beeinflussen können. "Vieles spricht dafür, dass Kinder und Jugendliche, die in ihrem sozialen Umfeld unterstützt und gefördert werden, seltener gesundheitliche Beeinträchtigungen aufweisen und sich gesundheitsbewusster verhalten" (Lampert et al. 2005, 113). In den letzten Jahren gewann in diesem Zusammenhang der Begriff des "sozialen Kapitals", der wesentlich an den Namen Pierre Bourdieu (2004) erinnert, erheblich an Bedeutung. Das soziale Kapital bezeichnet gewissermaßen auf Vertrauen und Unterstützung basierende Sozialbeziehungen, v.a. in den Bereichen Familie, Freunde, Nachbarschaft und Institutionen (u.a. der Schule). Da "Kinder und Jugendliche in deprivierten Soziallagen über deutlich weniger soziales Kapital verfügen als ihre Altersgleichen in höheren sozialen Lagen" (Klocke 2004, 91; vgl. auch Koch 2004b, 425) und ihre Sozialkontakte in der Regel "auf das Wohngebiet bzw. auf die eigene Schicht beschränkt [sind], was andersgeartete Anregungen weitgehend ausschließt" (Vernooij 2007, 273), kommt der Schule als soziales Kapital im Bereich der Ernährungsbildung eine besonders wichtige (Schutz-)Funktion zu. Sie muss gegenüber den anderen Bereichen, die einen wesentlich geringeren gesundheitsförderlichen Einfluss auf die Kinder ausüben, als ausgleichende Instanz arbeiten. Die Ergebnisse der HBSC-Studie präsentierten hoch signifikante Zusammenhänge zwischen niedrigem Sozialkapital und schlechtem Gesundheitsverhalten, das unter anderem über den Indikator "nie Frühstück an Schultagen" gemessen wurde. Es ist zu erkennen, dass der Anteil der Probanden, der angab, an Schultagen prinzipiell auf das Frühstück zu verzichten, in allen sozialen Ungleichheitslagen mit steigendem Gesamtvolumen an sozialem Kapital deutlich abnimmt (zit. nach Klocke 2004, 89).

Dies bestätigt, dass der Schule als Element des Sozialkapitals deprivierter Kinder und Jugendlicher, im Hinblick auf die Gesundheitserziehung im Allgemeinen und auf die Verbesserung der Ernährungssituation im Speziellen, eine wichtige protektive Funktion zukommt, der sie verantwortungsvoll nachkommen muss. Da vor allem die Förderschule zum Großteil von Schülern aus den genannten Risikogruppen besucht wird (vgl. Kap. 9), hat diese verstärkt präventive und intervenierende Maßnahmen gegen Fehlernährung einzuleiten bzw. auszubauen.

Um das Ernährungsverhalten ihrer Schülerinnen und Schüler positiv zu beeinflussen und somit eine optimale Ausschöpfung ihrer kognitiven Ressourcen zu unterstützen, hat die Schule im Wesentlichen zwei Möglichkeiten. Die unterrichtliche *Ernährungserziehung* einerseits und die Bereitstellung eines *ernährungsphysiologisch wertvollen Verpflegungsangebotes* andererseits.

10.2 Ernährungserziehung

Die Ernährungserziehung von Kindern und Jugendlichen ist als Bestandteil der Gesundheitserziehung ein wesentlicher Teil des Erziehungs- und Bildungsauftrages der Schule, denn wie bereits in den vorangegangenen Kapiteln verdeutlicht, werden Wachstum, Konzentration und Leistungsfähigkeit erheblich durch die Ernährung beeinflusst. Zwar kann die Schule eine mögliche Fehlernährung der Kinder in der Familie nicht verhindern oder vollständig kompensieren, aber sie kann, z.B. durch ein gemeinsames Pausenfrühstück o.ä., "teilweise die Lernfähigkeit der Schülerinnen und Schüler verbessern und neue Erlebnisräume in Bezug auf Ernährung schaffen" (BZgA 2007a, 6).

Dabei ist es vor allem Aufgabe der Lehrer, didaktische Anknüpfungspunkte für relativ veränderungsresistente Essgewohnheiten zu finden.

Eine Diskussion über den Zusammenhang von Fehlernährung und Lern- und Verhaltensstörungen, die sowohl Lehrkräfte als auch Eltern und Schüler mit einbezieht, wäre zudem ein wichtiger Ansatzpunkt. Möglichkeiten zur Verbesserung der Ernährungssituation und somit der Lern- und Leistungsfähigkeit müssen gemeinsam erforscht werden. "Wichtig ist, dass Ernährungserziehung als Aufgabe der Schule insgesamt, als Teil der Erziehungsaufgabe aller Lehrerinnen und Lehrer, verstanden [wird]" (ebd., 6).

10.2.1 Intentionen

Ulrike Philipps (2004) fasst die Ziele einer effektiven Ernährungserziehung wie folgt zusammen: "Eine effektive Ernährungserziehung befähigt die Kinder zur Selbstständigkeit und Mitverantwortung im Bereich Ernährung. Des Weiteren soll Ernährungserziehung die Kinder für ihre Bedürfnisse, für ihr Ernährungsverhalten und für ihren Körper sensibilisieren. Sie müssen Entscheidungskompetenz erlangen, um dem Angebot an Lebensmitteln und den Versprechungen der Werbung selbstbewusst und handlungsfähig entgegentreten zu können. Ziel ist letztendlich das verantwortungsbewusste Ernährungsverhalten" (56). Durch diese Zielsetzung unterscheiden sich neuere Konzepte der Ernährungserziehung von traditionellen Ansätzen, die eher die bloße Vermittlung ernährungswissenschaftlicher Fakten fokussierten.

Dennoch bildet Wissen weiterhin die Grundlage des Sich-Entscheiden-Könnens, "vor allem das Wissen um Alternativen und deren Konsequenzen" (STROTKAMP 2002, 188).

10.2.2 Ernährungserziehung: so früh wie möglich

Da Ernährungsgewohnheiten schon sehr früh geprägt werden, sollte eine effektive institutionalisierte Ernährungserziehung idealerweise bereits im Kindergarten, spätestens aber in der Grundschule, ansetzen. Im Lehrplan der Grundschule ist die gesunde Ernährung sowohl Thema des fächerübergreifenden Lernens als auch des Fachunterrichts, besonders des Heimat- und Sachunterrichts. Hier gehören die Ernährungsthemen hauptsächlich Lernzielen aus dem Themenbereich 2 "Ich und meine Erfahrungen" sowie dem Lernfeld 1 "Körper und Gesundheit" an. Weitere Bezüge bestehen u.a. zu den Themenbereichen "Zusammenleben" (4), "Leben mit der Natur" (5) und "Erkunden der Umwelt" (7) sowie zu den Lernfeldern "Zeit und Geschichte" (LF 3), "Heimat und Welt" (LF 4) und "Tiere und Pflanzen" (LF 7). Schwerpunktmäßig wird das Thema in der zweiten Jahrgangsstufe behandelt (vgl. LEHRPLAN FÜR DIE BAYERISCHE GRUNDSCHULE 2005).

Die fächerübergreifende Vorgehensweise empfiehlt sich, da Kinder "Phänomene, Fragen und Probleme der sie umgebenden Welt nicht nach Fächern gegliedert, sondern aus eigenen vielfältigen Perspektiven und ganzheitlich" (LEHRPLAN FÜR DIE BAYERISCHE GRUNDSCHULE 2005, 11) wahrnehmen. So können ernährungsbezogene Themen beispielsweise. auch in Deutsch, Mathematik, Kunst, Musik und Sport aufgegriffen werden. Im Sportunterricht sollte den Kindern beispielsweise vermittelt werden, dass gesunde Ernährung und Bewegung unmittelbar zusammengehören. Querverweise an den entsprechenden Stellen der Lehrpläne dienen den Lehrkräften als Hilfestellung.

Das bayerische Staatsministerium für Umwelt, Gesundheit und Verbraucherschutz (STMUGV) erstellte eine chronologisch geordnete Überblickstabelle aller Lernziele und Lerninhalte des Grundschullehrplans, die einen Bezug zum Thema "Ernährung" aufweisen. Diese kann im Internet als pdf-Datei[9] eingesehen werden.

Studien zufolge verfügen bereits Kinder über ein erstaunlich gutes Wissen darüber, warum man essen muss bzw. was man essen muss, um gesund zu bleiben (vgl. PUDEL 2000, 119ff.). An dieses Vorwissen

---

9 Http://www.grundschulernaehrung.de/pdf/a1.pdf.

sollte der Schulunterricht anknüpfen, damit richtiges Wissen verfestigt, aber auch Irrtümer, beispielsweise. durch irreführende Werbebotschaften (vgl. Kap. 5.1 u. 5.2), berichtigt werden können. Problematisch jedoch ist die Tatsache, dass sich das Wissen der Kinder kaum auf ihr Ernährungsverhalten auswirkt. "Dies liegt u.a. daran, dass die positiven bzw. negativen Auswirkungen des Ernährungsverhaltens viele Jahre auf sich warten lassen" (PHILIPPS 2004, 25). Eine wichtige Maßnahme im unterrichtlichen Rahmen, die zur Verinnerlichung gesunder Ernährungsgewohnheiten von Kindern beitragen kann, wäre beispielsweise. ein gemeinsames Pausenfrühstück (vgl. PHILIPPS 2004, 60), durch das Gelerntes direkt mit der eigenen Erfahrung verknüpft wird.

10.2.3 Materialien und Medien der Bundeszentrale für gesundheitliche Aufklärung

Themen der Gesundheit, hier speziell der Ernährung, möglichst früh an die Kinder heranzubringen, ist unter anderem Ziel der Bundeszentrale für gesundheitliche Aufklärung. Deshalb stellt diese seit Jahrzehnten zahlreiche Materialien und Medien bereit, "die den Lehrkräften Hilfen und Anregungen bei der Bewältigung ihrer lehrplangemäßen gesundheitserzieherischen Aufgaben innerhalb des Fachunterrichts oder bei der fächerübergreifenden Vorgehensweise liefern" (BZgA 2000, 18).

Zentrales Element bildet die bereits 1975 begründete Schriftenreihe "Gesundheitserziehung und Schule" (G+S), im Rahmen derer die BZgA bis heute für alle Schulstufen Unterrichtsmaterialien zu verschiedenen Basisthemen der Gesundheitserziehung entwickelt und sie kostenfrei zur Verfügung stellt. Dies erfolgt stets "in Abstimmung mit den Kultusministern und Schulsenatoren der Länder, die auch der Streuung an die Schulen zustimmen" (ebd., 14). Die Unterrichtsmaterialien sind baukastenartig gestaltet, so dass sie sich primär zur Durchführung einer kontinuierlichen Gesundheitserziehung durch die Lehrkräfte im Sinne des Spiralcurriculums eignen. Diese spiralcurriculare Vorgehensweise zeichnet sich dadurch aus, dass "die Themen unter verschiedenen Aspekten und in jeweils altersgemäßer Komplexität im Laufe der Schulzeit und über die Schulstufen hinweg mehrfach behandelt werden" (ebd., 9). Außerdem sind die Materialien sowohl im Fach- als auch im fächerübergreifenden Unterricht einsetzbar. Neben Sachinformationen mit fachwissenschaftlichen Fakten enthalten sie auch Gestaltungsvorschläge, die bereits erfolgreich in der Schulpraxis erprobt wurden sowie Medien (Folien, Spiele, Poster, etc.) für den Einsatz im Unterricht (vgl. ebd., 15).

"Die Förderung von Gesundheitskompetenz von Kindern und Jugendlichen muss altersgerecht und gemäß den Entwicklungsphasen erfolgen" (BZgA 2000, 21). Die von der Bundeszentrale für gesundheitliche Aufklärung entwickelten Unterrichtsmaterialien sind deshalb zielgruppenadäquat gestaltet und ermöglichen "eine früh einsetzende (im Grundschulalter) und bis ins Jugendalter (bis zum Ende der Schulpflicht) reichende kontinuierliche Gesundheitserziehung und -förderung in allen Schularten" (ebd., 21). Allen Materialien der BZgA liegen bewährte didaktische Konzepte und methodische Strategien zugrunde, die sich unter Begriffen wie Schüler- und Handlungsorientierung, Erfahrungslernen und Lebensweltbezug zusammenfassen lassen (vgl. ebd., 20). Hierbei handelt es sich um Orientierungen, die vor allem an Förderschulen von großer Relevanz sind, um den Kindern und Jugendlichen das Lernen und Verstehen zu erleichtern (vgl. u.a. SCHRÖDER 2005, 228).

10.2.3.1 Themenhefte zur Ernährungserziehung

Besonders geeignet für die Ernährungserziehung von Grundschulkindern ist beispielsweise das Themenheft 3: "Essen und Trinken" aus der Reihe "gesund und munter" (BZgA 2003), das zahlreiche kindgerechte Materialien zu Themen wie "der Ernährungskreis", "stelle dir dein Essen zusammen", "wir untersuchen Nahrungsmittel" und "die schnelle Mahlzeit" enthält.

Da eine effektive Ernährungserziehung nicht nach der Primarstufe aufhört, sondern bis zum Ende der Schulzeit kontinuierlich fortgeführt werden sollte, versucht die BZgA zudem durch die Bereitstellung von Materialien für die 5. bis 10. Klassen ihren Beitrag zu leisten und entwickelte deshalb für diese Jahrgangsstufen die Arbeitshefte "Essgewohnheiten" (BZgA 2007a) und "Ernährung & Gesundheit" (BZgA 2007b).

Die bisherigen Ausführungen dieser Arbeit verdeutlichen, dass falsche Ernährungsgewohnheiten nicht nur zu Übergewicht und gesundheitlichen Problemen, sondern auch zu Einschränkungen beim Lernen führen können. Die Materialien des Arbeitsheftes "*Essgewohnheiten*" sind deshalb primär an folgenden Zielen und Intentionen der schulischen Ernährungserziehung orientiert:

- "Schülerinnen und Schüler sollen lernen, ihr eigenes (Ess-) Verhalten zu beobachten und wahrzunehmen". Die Sensibilisierung für das eigene Verhalten ist eine wesentliche Voraussetzung für eine Verhaltensänderung.

- Schülerinnen und Schüler sollen erkennen, dass ihr Verhalten und ihre Gewohnheiten auch "außengeleitet" sind, d.h. von Modeströmungen und äußeren Normen beeinflusst und geprägt werden.
- Ernährungsunterricht soll den Schülerinnen und Schülern Gelegenheit bieten, Eigeninitiative zu entwickeln und Verantwortung zu übernehmen. Eine Veränderung der Ernährung kann nur in einem stufenweisen Selbsterziehungsprozess gelingen. Hierfür eignen sich am besten Vorhaben, die von den Schülerinnen und Schülern möglichst selbstständig geplant und durchgeführt werden (z.B. "Schulfrühstück" o.ä.).
- Affektive Lernziele stehen im Vordergrund. Daher sollen erlebnisorientierte Unterrichtsinhalte überwiegen. Der Unterricht soll die Fähigkeiten und sinnlichen Erfahrungen der Schülerinnen und Schüler erweitern, z.B. durch den Spaß an der Zubereitung von Speisen.
- Vorhaben sollten der Schulöffentlichkeit bekannt gemacht werden. Denn (Ess-)Gewohnheiten werden, besonders bei Kindern und Jugendlichen, durch soziale Normen und die Anerkennung in der Gruppe geprägt. Gruppenaktivitäten können mitreißend wirken und innere Abwehr abbauen helfen.
- Der Unterricht zur Ernährungserziehung sollte fächerübergreifend organisiert werden und auch Freizeitbereiche miteinbeziehen. Dies verstärkt die Motivation und erweitert die Erfolgschancen" (BZgA 2007a, 6).

Durch die zahlreichen Unterrichtsvorschläge, die sich im Arbeitsheft "Essgewohnheiten" der BZgA finden lassen, werden den Schülern zwar zunächst ihre Gewohnheiten bewusst gemacht, diese jedoch noch nicht danach bewertet, ob sie richtig oder gesund sind. Erst in einem zweiten Schritt wird das Thema "gesunde Ernährung" im Unterricht behandelt. Hier können auch verschiedene Gerichte gemeinsam zubereitet und verzehrt werden.

Die Vorschläge sind jeweils bausteinartig aufgebaut und können somit unabhängig voneinander und in unterschiedlichen Fächern (v.a. Biologie, Hauswirtschaft, Sozialkunde, Arbeitslehre, Deutsch) behandelt werden (BZgA 2007a, 8).

Die Intention, Ernährungserziehung "altersgerecht und gemäß den Entwicklungsphasen" (BZgA 2000, 21) von Kindern und Jugendlichen zu gestalten, wird besonders im Arbeitsheft "*Ernährung & Gesundheit*" (BZgA 2007b) deutlich.

Hier geht es vor allem darum, die Kinder und Jugendlichen erkennen zu lassen, dass eine gesunde Ernährung auf den Bedarf des Einzelnen abgestimmt ist. Da sie auch nach dieser Devise handeln sollen, ist es nötig, ihnen entsprechende Informationen zu vermitteln, die die Basis dieser Handlungskompetenz bilden. Nur so ist es ihnen möglich, ihre Kenntnisse in die Realität umzusetzen. Im Zentrum des Arbeitsmaterials steht deshalb der bereits eingangs erklärte "Ernährungskreis" der DGE (vgl. Kap. 2.3.1.2), mit dessen Hilfe den Schülern eine ganzheitliche Ernährungsweise nahegebracht werden soll.

Der Zugang zu den Schülern wird jedoch in jeder Altersstufe anders gesucht. Während in den Klassenstufen 5/6 beispielsweise eine "Fantasiereise zum Schlaraffenland" im Mittelpunkt steht, um die Kinder zu motivieren und dadurch Informationen zu vermitteln, die positive Einstellungen zur gesunden Ernährung fördern, fällt der Zugang in den Klassenstufen 7/8 deutlich schwerer (vgl. BZgA 2007b, 18). "Die entwicklungspsychologische Situation dieser Altersstufe ist gekennzeichnet durch Ablösung von Autoritäten und Widerspruch gegen sie bei gleichzeitiger Hinwendung zur Gruppe Gleichaltriger" (ebd., 26). Untersuchungen zeigen, dass die Jugendlichen sich in diesem Alter kaum für gesunde Ernährung interessieren. Um dieser Tatsache Rechnung zu tragen, wird ein didaktisch begründeter Umweg über Food Design[10] eingeschlagen, "der Einsichten und Anregungen zur handlungsorientierten und selbstbestimmten Ernährung ermöglichen soll" (ebd., 18).

Ziel in den 9. und 10. Klassen ist es, dass die Schüler aus den zahlreichen kennengelernten Ernährungsregeln und Kostformen ein für sie persönlich richtiges Konsum- und Essverhalten und somit eine gesunde und bedarfsgerechte Ernährungsweise entwickeln. Dabei steht in diesen Jahrgangsstufen das Kochen im Mittelpunkt, das den "Rollenwechsel zum Erwachsenen hin und damit die Verantwortung für die eigene Ernährung betont" (ebd., 18). Erlernte Theorie wird so mit prak-

---

10 Food Design: ausgeklügeltes Erprobungssystem, mit dem Nahrungsmittelhersteller ermitteln, wie ein Nahrungsmittel beschaffen sein muss, damit es sich gut verkaufen lässt (vgl. BZgA 2007b, 55).

tischem Handeln verbunden, was den Lernerfolg deutlich erhöht. Die BZgA empfiehlt die Tatsache, dass Kinder und Jugendliche Kochen oft mit Erwachsensein assoziieren, zu nutzen, und dieses in den Unterricht zu integrieren, sofern dies unter den häufig begrenzten Möglichkeiten an den Schulen möglich ist. Auf diese Weise kann Ernährungswissen stabilisiert und gesünderes Essverhalten gefördert werden (vgl. ebd., 18). Zur praktischen Umsetzung beinhaltet das Arbeitsheft "Ernährung & Gesundheit" verschiedene Rezeptvorschläge, die den Empfehlungen der Deutschen Gesellschaft für Ernährung entsprechen.

10.2.3.2 Wichtige Überlegungen für den Unterricht

Um bei den Schülern schrittweise eine Einstellungs- und bestenfalls eine Verhaltensänderung zu erreichen, ist in der Ernährungserziehung der sogenannte "moralische Zeigefinger" der Lehrkraft zu vermeiden. Ein Ernährungsunterricht, der den Schülern nicht gestattet, sich die eigenen Essgewohnheiten in bewertungsfreier Atmosphäre bewusst zu machen und offen in der Klasse darüber zu diskutieren, wird bei ihnen auf Ablehnung stoßen und somit wirkungslos bleiben. Außerdem sollten die Schüler wissen, dass sich die persönlichen Aussagen des Einzelnen nicht zu dessen Nachteil auswirken, sondern dem Erkenntnisprozess aller dienlich sind (vgl. BZgA 2007a, 8). Eine solche Atmosphäre regt die Schüler zur Nutzung ihres teilweise erstaunlichen Vorwissens (vgl. u.a. PUDEL 2000, 119 ff.) an. In dieser Phase ist außerdem ein sehr sensibler Umgang mit Informationen aus den Elternhäusern der Kinder notwendig (vgl. BZgA 2007a, 8). Eine offene und vertrauensvolle Zusammenarbeit zwischen Lehrern und Schülern sowie unter den Schülern selbst ist die Voraussetzung für eine erfolgreiche Auseinandersetzung mit den emotionalen Aspekten der Ernährung (vgl. ebd., 13).

Wichtig und notwendig ist in diesem Zusammenhang auch die Bereitschaft der Lehrkraft, sich von den traditionellen Lehr- und Lernformen zu verabschieden und eher ein offenes Konzept, "das auf exemplarisches und situationsbezogenes Lernen gründet" (STROTKAMP 2002, 187), umzusetzen. Dies setzt unter anderem ein verändertes Selbstverständnis der Lehrkräfte voraus, die nun z.B. viel häufiger "mit den Widersprüchen des eigenen Ernährungsverhaltens konfrontiert und in weitaus stärkerem Maße als bisher gefordert [sind], in dem glaubwürdig zu sein, was sie - ernährungsbezogen - sagen und tun" (ebd., 187).

Dennoch muss man sich darüber im Klaren sein, dass Veränderungen der Ernährungsweise nur in kleinen Schritten und nicht bei allen Schülern möglich sind, denn Essgewohnheiten sind in der Regel relativ veränderungsresistent (vgl. BZgA 2007a, 6). Vor allem innerhalb der in Kapitel 6 und 7 genannten Risikogruppen gestaltet sich die Ernährungserziehung aufgrund der Differenzen zwischen den Lebenswelten und den damit zusammenhängenden Denkweisen und Interessen von Eltern, Schülern und Lehrkräften oftmals als problematisch (vgl. Kap. 10.4.2).

10.2.4 Weitere Anbieter

Neben der BZgA stellen zahlreiche weitere Anbieter Materialien für die Ernährungserziehung an Schulen - teils kostenlos, teils gegen Gebühr - zur Verfügung. Hierzu zählen unter anderem die Kampagne "5 am Tag", der Infodienst Verbraucherschutz, Ernährung, Landwirtschaft e.V. sowie der Fastfood-Konzern McDonald's, in dessen Unterrichtsmappen Ernährung und Bewegung stets als Einheit betrachtet werden. Die nötigen Kontaktadressen finden sich im Anhang dieser Arbeit.

10.2.5 Spezifische Anforderungen an eine nachhaltige Ernährungserziehung an der Förderschule

Wie bereits erläutert, kommt vor allem der Förderschule eine wichtige Funktion bei der Ernährungserziehung zu (vgl. Kap. 10.2). Hier werden noch größere methodisch-didaktische Anforderungen an die Lehrkraft gestellt, insbesondere mit Blick auf die unterschiedlichen Lernbeeinträchtigungen der in sich sehr heterogenen Schülerschaft (vgl. u.a. Vernooij 2007, 271). Gerade an der Förderschule muss "der jeweilige Stand im Entwicklungsprozess wie auch der Zugang zu Unterrichtsinhalten und -methoden [...] stärker von der Frage des jeweiligen subjektiven Ausgangspunktes betrachtet" (Methfessel 2002, 37) werden, um zu verhindern, dass einzelne Schüler über- oder unterfordert werden (vgl. ebd., 36). Die für den Unterricht an der Förderschule besonders handlungsleitenden Prinzipien wie Handlungsorientierung, Anschaulichkeit, Lernen über verschiedene Sinneskanäle (vgl. u.a. Schröder 2005, 228) etc. werden, wie bereits erwähnt, in den Unterrichtsmaterialien der BZgA explizit berücksichtigt. Möglicherweise notwendige weitere Differenzierungen der Materialien oder Abwandlungen der Vorgehensweise, entsprechend der individuellen Lernvoraussetzungen der Schüler, zählen zu den sonderpädagogischen Aufgaben der Lehrkraft (vgl. u.a. NESTLE 1980). Um die sinnliche Wahrnehmung der Schüler zu erweitern, ist es wichtig, nicht nur mit den Materialien, sondern auch mit authentischen Lebensmitteln zu arbeiten, speziell mit solchen, die den Schülern weniger bekannt sind. Diese könnten beispielsweise zunächst auf Oberfläche, Gewicht und Größe, dann auf Geruch und anschließend auf Geschmack getestet und anschließend verarbeitet werden.

Vor dem Hintergrund der in den Kapiteln 6, 7 und 9 gewonnenen Erkenntnisse bezüglich des Ernährungsverhaltens von Kindern aus den beiden Risikogruppen stellt die Orientierung an der Lebenswelt der Schüler für den Unterricht an der Förderschule generell und hier speziell in der Ernährungslehre ein wesentliches Unterrichtsprinzip dar, das sowohl inhaltliche als auch methodische und didaktische Überlegungen leiten sollte (vgl. METHFESSEL 2002, 37). Dies bedeutet, dass die Lehrkraft sich mit ihrem Ernährungsunterricht im Bereich dessen bewegen muss, was die Schüler im Rahmen ihrer teilweise stark beschränkten Lebensbedingungen überhaupt umsetzen können (vgl. u.a. Kap. 6.3.3). HILLER (zit. nach WERNING/LÜTJE-KLOSE 2006) sieht es als dringende Notwendigkeit an, "die Sonderschule für Lernbehinderte zu einer ‚realitätsnahen Jugendschule' umzugestalten und die Schüler besser als bisher darauf vorzubereiten, dass sie vermutlich ein Leben unter massiv einschränkenden Bedingungen führen müssen" (120). Übertragen auf die hier behandelte Thematik würde dies bedeuten, gesunde ernährungsbezogene Lebensformen mit im Rahmen ihrer Möglichkeiten einzuüben.

Leitende Überlegungen müssten beispielsweise sein, wie man sich auch mit begrenzten finanziellen Mitteln gesund ernähren kann oder welche ernährungsphysiologisch wertvollen Gerichte sich auch mit einer lückenhaften Ausstattung an Küchenutensilien zubereiten lassen. In den älteren Jahrgangsstufen bietet sich hier vielleicht ein gemeinsamer Einkauf in den Lebensmittelgeschäften des Stadtteils an, um den Schülern zu zeigen, welche Auswahl an empfehlenswerten Lebensmitteln sich dort finden lässt. Bei jüngeren Kindern wäre dies zudem eine Aufgabe im Bereich der Elternarbeit. Ein Forschungsprojekt von Elke NYSSEN und Helmut STANGE (2003) belegt, dass die befragten Lehrkräfte "zum allergrößten Teil sehr gut über den sozialen Hintergrund ihrer Schülerinnen und Schüler informiert" (43) sind, wobei sich ihre Kenntnisse dabei "nicht in allgemeinen Aussagen wie ‚schwierige Lebensverhältnisse' oder ‚soziale Benachteiligung'" (43) erschöpfen, sondern vielmehr "konkrete und detaillierte Angaben über die soziale Lage sowie die Sozialisationsbedingungen ihrer Schülerinnen und Schüler" (43) enthalten. Will man jeden einzelnen Schüler erreichen, stellt die Beachtung dieses Wissens bei der Unterrichtsplanung und -durchführung eine wesentliche Grundvoraussetzung dar und sollte deshalb für jede Lehrkraft handlungsleitend sein.

10.3 Schulverpflegung

Für eine nachhaltige Verbesserung der Ernährungssituation von Schulkindern reicht die Ernährungserziehung im Unterricht allein nicht aus (HESEKER/BEER 2004, 240). Der Bildungs- und Erziehungsauftrag der Schule verpflichtet sie deshalb darüber hinaus Rahmenbedingungen zu schaffen, die die Leistungsfähigkeit ihrer Schülerschaft unterstützt und fördert. Ziel der Schule muss es sein, dauerhaft gesundheitsförderliche Verhältnisse zu schaffen, "damit die Schüler ein Bewusstsein für die eigene Gesundheit und die für einen gesunden Lebensstil erforderlichen Kompetenzen erwerben. Hierzu gehört auch ein gesundes und angemessen preiswertes Nahrungsangebot" (StMUGV 2007, 2). Die Verbindung zwischen der Ernährungserziehung im Unterricht und einer gesunden Schulverpflegung fördert die Herstellung eines engen Theorie-Praxis-Bezugs, der die Schüler Gelerntes erfahren und dadurch ganzheitlich erleben lässt und wirkt so mit größerer Intensität auf ihr Ernährungsverhalten ein (vgl. HESEKER/BEER 2004, 245).

Um die Schulen bei der Ausgestaltung eines qualitativ hochwertigen Verpflegungsangebotes und damit bei der Wahrnehmung ihrer Fürsorgepflicht zu unterstützen, beauftragte das Bundesministerium für Ernährung, Landwirtschaft und Verbraucherschutz im Rahmen seiner Kampagne "Besser essen, mehr bewegen - kinderleicht" die Deutsche Gesellschaft für Ernährung e.V. Diese entwickelte in Kooperation mit den einzelnen Bundesländern "wissenschaftlich gesicherte und praxistaugliche Qualitätsstandards für die Schulverpflegung" (DGE 2007, 2), an denen die folgenden Ausführungen im Wesentlichen orientiert sind.

10.3.1 Pädagogische Rahmenbedingungen

Der Qualitätssicherung von Schulverpflegung kommt für die Herausbildung der Ernährungskompetenzen von Kindern und Jugendlichen ein wichtiger Stellenwert zu, denn "die Bereitschaft, sich im späteren Leben ausgewogen und vollwertig zu ernähren oder in die eigene Gesundheit zu investieren, hängt wesentlich auch von schulischen Erfahrungen ab" (DGE 2007, 7). Neben der Familie trägt auch die Schule dazu bei, Geschmacks- und Handlungsmuster auszubilden und zu festigen, die das Ernährungshandeln und -verhalten ihrer Schüler leiten. Da die Ernährung in der Schule sowohl die Gesundheits- und Verbraucherbildung als auch die Werteerziehung der Schüler unterstützt, nimmt sie neben ihrer pädagogischen gleichzeitig eine gesundheitspolitische Aufgabe wahr. Dass Kinder und Jugendliche, die in der Schule ausreichend und ausgewogen ernährt werden, besser lernen, lässt sich aus den Ausführungen des achten Kapitels ableiten und unterstreicht die Bedeutung der Ernährung im Lebensraum Schule.

Doch nicht nur das kognitive Lernen wird durch ein qualitativ hochwertiges Verpflegungsangebot unterstützt. Ebenso fördert das regelmäßige, gemeinsame Essen von Lehrern und Schülern die sozialen Beziehungen und ist somit auch dem sozialen Lernen zuträglich. Dass das Essen in einer zwangloseren Atmosphäre stattfindet als der Unterricht und den Kindern Möglichkeiten zur Kommunikation mit dem Lehrer bietet, ist für die pädagogischen Beziehungen sehr wertvoll. Bereits in Kapitel 2 wurde erwähnt, dass gemeinsame Mahlzeiten Kindern helfen, die Grundregeln für ein respektvolles Miteinander zu erlernen. Außerdem ist es wichtig für sie, beim gemeinsamen Essen die zahlreichen Eindrücke des Vormittages zu verbalisieren und dadurch zu verarbeiten. Gerade Kinder, die kaum gemeinsame Mahlzeiten gewohnt sind und folglich in den genannten Bereichen Defizite haben, profitieren vom gemeinschaftlichen Mittagessen in der Schule.

Des Weiteren ist herauszustellen, dass eine gesunde Schulverpflegung vor allem für Kinder aus sozial benachteiligten und Migrantenfamilien einen Schutzfaktor darstellt, denn wie die Ausführungen der Kapitel 6 und 7 bestätigen, herrscht hier ein insgesamt schlechteres Ernährungsverhalten vor, welches Beeinträchtigungen für die Gesundheit nach sich zieht und Einschränkungen beim Lernen vermuten lässt. Deshalb ist ausdrücklich "dafür Sorge zu tragen, dass Hunger und Nahrungsmangel die Lernerfolge der Kinder nicht beeinträchtigen. Die Teilnahme am schulischen Verpflegungsangebot muss unabhängig vom sozioökonomischen Hintergrund für jede Schülerin und jeden Schüler gewährleistet sein" (DGE 2007, 8). Diese Forderung muss bei Überlegungen zur Finanzierung der Verpflegungsangebote (vor allem an Förderschulen) unbedingt Berücksichtigung finden.

Seit den 1990er Jahren wird die Schulentwicklung von einem neuen Verständnis geprägt. Das viele Jahrzehnte lang vorherrschende Prinzip "top down", welches die Regelung aller Veränderungen an Schulen durch höher stehende Instanzen (z.B. Kultusministerien der Länder) beschrieb, wurde von der zeitgemäßeren Maxime "bottom up" abgelöst, die der Einzelschule mehr Autonomie und Verantwortung bei der eigenen qualtitätssteigernden Weiterentwicklung zugesteht (vgl. u.a. Rahm/Schröck 2007). Diese neue Sichtweise der Schulentwicklung führte "in allen Bundesländern zur Erarbeitung von pädagogischen Programmen [...], die der einzelnen Schule ein unverwechselbares Profil geben" (Dge 2007, 9). Vor allem die Qualität der stetig wachsenden Anzahl von Ganztagsschulen in Deutschland ist wesentlich durch die Hochwertigkeit ihrer Verpflegungskonzepte und -systeme gekennzeichnet. Die Schulen müssen ein Profil entwickeln, das dazu beiträgt, Essen, Ernährung und Gesundheit in der Alltagswelt Schule nicht nur zu lehren, sondern auch zu leben, um so die Lehr- und Lernprozesse aller zu bereichern (vgl. ebd., 9).

Ein neu entwickeltes Verpflegungsangebot erfolgreich in das Schulleben zu integrieren gründet auf der Akzeptanz und Befürwortung sowohl aller Mitglieder der Schule als auch der verantwortlichen Akteure. Alle Beteiligten aktiv in die Gestaltung mit einzubeziehen ist deshalb sinnvoll. Lehrkräfte sollten neue Möglichkeiten des Schullebens und der Beziehungspflege zu ihren Schülerinnen und Schülern erkennen. Eltern muss verständlich gemacht werden, wie wichtig die regelmäßige Teilnahme ihrer Kinder an der Verpflegung ist (vgl. Kap. 10.4.2). Dabei sollten Gründe, die bisher dafür verantwortlich waren, dass Eltern sich gegen eine Verpflegung ihrer Kinder in der Schule entschieden (vgl. Kap. 3.2.4.3), wesentlicher Bestandteil der Überlegungen und Maßnahmen sein. Ob die Schüler und Schülerinnen selbst mit dem Speiseangebot zufrieden sind, sollte durch regelmäßige Befragungen festgestellt und als Basis für Veränderungen und Optimierungen genutzt werden (vgl. Dge 2007, 9).

10.3.2 Kulturelle Rahmenbedingungen

Wie bereits mehrfach erwähnt, sind die Ernährungsvorlieben von Kindern und Jugendlichen teilweise angeboren und zudem stark kulturell geprägt (vgl. Kap. 6.2). Oft bleiben die früh erlernten Grundmuster des Essverhaltens ein Leben lang bestehen (vgl. BeKi-Info 1, 1), doch es besteht die Möglichkeit, die Präferenzen über Gewohnheiten zu wandeln. Dies muss die Schulverpflegung beachten, wenn sie eine nachhaltige Verbesserung des Ernährungsverhaltens anstrebt. Zwar sollten einseitige Geschmacksvorlieben der Zielgruppe, beispielsweise für Süßes oder Frittiertes nicht unnötig gefördert werden, v.a. vor dem aktuellen Wissenshintergrund durch KiGGS und EsKiMo. Jedoch ist es, besonders von der sozialen und psychischen Bedeutung des Essens aus betrachtet, notwendig, die Vorlieben und Abneigungen der Schüler zu berücksichtigen, da ansonsten von vornherein eine Antipathie gegen das Essen gebildet und das Verpflegungsangebot abgelehnt wird. Viele Kinder und Jugendliche gaben im Rahmen der EsKiMo-Befragung an, nicht an der Mittagsverpflegung teilzunehmen, da ihnen das Essen dort nicht schmeckt (vgl. Kap. 3.2.4.3). Das Forschungsinstitut für Kinderernährung entwickelte deshalb spezielle "Empfehlungen für das Mittagessen in Kindertagesstätten und Ganztagsschulen" (KERSTING/CLAUSEN 2008), die eine gesunde Ernährung der Kinder und Jugendlichen unter Berücksichtigung ihrer Neigungen und Abneigungen fokussieren. Um die Kinder schrittweise an neue Nahrungsmittel oder Speisen zu gewöhnen, sollten "im Sinne einer Esssozialisation geschmackliche "Übergänge" ermöglicht werden" (DGE 2007, 10). Dies kann zum Beispiel durch das Mischen von Vollkorn- und Weizenmehl oder durch die Kombination von vertrauten und bekannten mit weniger vertrauten oder fremden Lebensmitteln (z.B. neuen Gemüsesorten) geschehen. Ein Angebot verschiedener Komponenten, aus denen die Schüler selbst wählen können, wäre hierbei vorteilhaft und würde gleichzeitig die Selbstständigkeit auf dem Weg zu einer gesunden Ernährungsweise fördern. Wichtig ist es außerdem, unterschiedliche kulturelle Hintergründe bei der Speisenauswahl zu berücksichtigen und auch regelmäßig Gerichte aus anderen Esskulturen anzubieten. Dies ist vor allem für die Förderschulen relevant, die zum Großteil von Kindern und Jugendlichen aus verschiedenen Kulturkreisen besucht werden (vgl. Kap. 9.2). Die Gerichte sollten ständiger Bestandteil der Regelverpflegung werden und nicht nur im Rahmen multikultureller Aktionen ab und zu angeboten werden, denn "das Vermeiden tabuisierter Lebensmittel (wie Schweinefleisch) schafft allein noch keine kulturelle Akzeptanz" (DGE 2007, 10).

Zur sensiblen und gleichzeitig gesundheitsförderlichen Gestaltung dieser Übergänge wäre, neben der kontinuierlichen Einbeziehung der Kinder und Jugendlichen selbst, eine Zusammenarbeit mit Eltern aus unterschiedlichen Kulturkreisen wichtig. Allerdings haben vor allem die Förderschulen hier oft mit Problemen zu kämpfen, denn das Interesse der Eltern an schulischer Zusammenarbeit ist leider oft gering (vgl. ebd., 10; vgl. Kap. 10.4.2).

10.3.3 Schulorganisatorische Rahmenbedingungen

Um eine kontinuierliche Energie- und Nährstoffversorgung zu garantieren und somit die Leistungsfähigkeit der Schüler positiv zu beeinflussen, ist es wichtig, dass die Kinder und Jugendlichen *regelmäßig* am Mittagessen in der Schule teilnehmen können (vgl. VBZB 2007, 6). Deshalb ist es Aufgabe der Schule sicherzustellen, dass jede Schülerin und jeder Schüler die Chance hat, das Verpflegungsangebot der Schule zu nutzen, "und zwar unabhängig vom jeweiligen sozioökonomischen Hintergrund" (DGE 2007, 11). Familien in kritischen oder gar prekären finanziellen Situationen (Operationalisierung u.a. bei KOCH 2004a, 191 ff.) müssen unterstützt werden, um die gesundheitliche Chancengleichheit aller Kinder in Deutschland zu gewährleisten. Dies ist auch die zentrale Forderung des Verbraucherzentrale Bundesverbandes (VBZB 2007, 6).

Eine weitere schulorganisatorische Rahmenbedingung bezüglich der Schulverpflegung ist in der Schaffung einer *Essatmosphäre* zu sehen, in der die Kinder und Jugendlichen sich wohl fühlen und die sie dazu motiviert, gerne und regelmäßig an den gemeinsamen Mahlzeiten teilzunehmen. Zu den bestimmenden Faktoren zählt unter anderem das Bereitstellen von genügend Essenszeit, um Stress und Hektik zu vermeiden und um dem bewussten Genießen des Essens sowie dem entspannten Austausch mit Mitschülern und Lehrern Raum zu geben. Es wird empfohlen, mindestens 60 Minuten für die Mittagspause vorzusehen, damit die Schüler Zeit haben, wieder genug Energie für das Lernen am Nachmittag zu sammeln und versetzte, stufenspezifische Pausenzeiten einzuplanen, falls die Räumlichkeiten nicht für alle ausreichen. Bewegungspausen sollten gesondert von der Essenspause organisiert sein, damit nicht eines von beidem vernachlässigt wird – denn Bewegung an der frischen Luft ist ebenso wichtig für das Lernen wie eine ausgewogene Ernährung. Ein weiterer die Essatmosphäre bestimmender Faktor ist die Gestaltung des Essensraums. Ein heller Raum mit freundlichem, ansprechendem Ambiente und einer reduzierten Geräuschkulisse trägt dazu bei, dass die Kinder und Jugendlichen sich in ihrer Pause entspannen können und Freude am Essen haben. Das Einbeziehen der Schüler bei der Gestaltung dient der Identifikation mit ihrer Mensa und damit verbunden der Motivation für die Teilnahme am Verpflegungsangebot, was ihr Lernen am Nachmittag unterstützt (vgl. DGE 2007, 11).

10.3.4 Gestaltung der Schulverpflegung

Das Grundprinzip einer guten Schulverpflegung liegt darin, diese "generell so zu gestalten, dass eine gesundheitsförderliche Lebensmittelauswahl realisiert werden kann" (DGE 2007, 12). Das bedeutet, dass in der Schule "ausschließlich gesundheitsförderliche Alternativen zur Auswahl angeboten" (ebd., 12) werden. Dieses Grundprinzip ist sowohl für die Mittags- als auch für die Zwischenverpflegung gültig.

10.3.4.1 Die Mittagsverpflegung

Seit dem Beschluss der Kultusministerkonferenz vom 2. Januar 2004 steht jede Ganztagsschule in der Pflicht, eine Mittagsmahlzeit anzubieten (vgl. SEKRETARIAT DER STÄNDIGEN KONFERENZ DER KULTUSMINISTER DER LÄNDER IN DER BUNDESREPUBLIK DEUTSCHLAND 2004, 4). Die Standards für die Mittagsverpflegung, die die Deutsche Gesellschaft für Ernährung entwickelte, "geben jeder Schule die Möglichkeit, die Verpflegungsqualität schrittweise zu steigern und an die Anforderungen einer ernährungsphysiologisch ausgewogenen vollwertigen Ernährung anzupassen" (DGE 2007, 12).

"Die Auswahl und Zusammenstellung der Lebensmittel und Mahlzeiten erfolgt auf Basis der aktuellen ernährungswissenschaftlichen Empfehlungen" (DGE 2007, 12). Während das Forschungsinstitut für Kinderernährung seine Ernährungsempfehlungen für den Verbraucher zuhause nach möglichst einfachen und leicht praktikablen Regeln gestaltet (vgl. Kap. 3.2.1), gelten für Schulen genaue Vorschriften, sowohl bezüglich der Art und Menge der verwendeten Produkte als auch bezüglich der nährstoffbasierten Standards. Für die Speiseplangestaltung entwickelte das Forschungsinstitut für Kinderernährung eine "Checkliste für die Erstellung und Beurteilung eines Speiseplanes" (KERSTING/CLAUSEN 2008, 14), die anzeigt, wie häufig bestimmte Lebensmittel(gruppen) in einem Speiseplan für die Mittagsverpflegung im Zeitraum von zehn Essenstagen eingesetzt werden dürfen.

Die KiGGS-Auswertungen zeigen an, dass immer mehr Kinder und Jugendliche an Allergien leiden (vgl. SCHLAUD et al. 2007). Die Schulen müssen folglich bei der Speiseplangestaltung äußerst sorgfältig vorgehen, um allen Kindern die Teilnahme am Essen zu ermöglichen. "Dies kann durch ein spezielles Essensangebot, aber auch durch die Möglichkeit, Komponenten separat zu wählen (oder falls nicht anders möglich) von zuhause mitgebrachtes, aufgewärmtes Essen zu verzehren, erfolgen" (DGE 2007, 15). Vor allem Schulen für Körperbehinderte werden häufig von betroffenen Kindern und Jugendlichen besucht. Wie eingangs erwähnt, sind von Allergien geplagte Kinder und Jugendliche meist von Begleiterscheinungen wie Schmerzen, Juckreiz oder gar Atemnot geplagt, die sie unter anderem in ihrem Lernen einschränken (vgl. BERGEEST 2006, 87 f.). Eine Mittagsverpflegung, die diese Problematik nicht gewissenhaft berücksichtigt, verschuldet so mitunter eine starke Verringerung der Lernleistungen betroffener Schüler bei den Hausaufgaben oder beim Nachmittagsunterricht. Die auch in Schulen gängige Kennzeichnungsverordnung für Zusatzstoffe hilft bei der Auswahl geeigneter Speisen durch die zuständigen Lehrer bzw. Betreuer oder durch die Schüler selbst (vgl. DGE 2007, 24).

Um die nährstoffbasierten Standards für die jeweilige Altersgruppe einzuhalten, orientieren sich die Empfehlungen für die Mittagsverpflegung an den Richtwerten für Energie, Portionsgröße und Lebensmittelmenge nach dem Konzept der Optimierten Mischkost "optimiX" des FKE. Die Speisepläne müssen stets so gestaltet sein, dass die genannten Standardwerte im Wochendurchschnitt erreicht werden. Eine stetige Nährwertberechnung der Rezepturen bildet dabei die Grundlage zur Sicherung der Nährstoffzufuhr (vgl. DGE 2007, 18).

Nährstoffoptimierte Musterspeisepläne, sowohl für Primarstufe als auch für weiterführende Schulen, lassen sich auf der Homepage der Kampagne "Schule + Essen = Note 1" unter der Rubrik "Essen rund ums Jahr" einsehen.

10.3.4.2 Die Zwischenverpflegung in der Schule

Nicht nur die Mittags-, auch die Zwischenverpflegung der Schülerinnen und Schüler muss nach ernährungsphysiologisch wertvollen Standards gestaltet sein, um die Schüler gesund, und ihre Leistungskurve über den ganzen Schultag hinweg aufrechtzuerhalten.

"Die Wahl der Lebensmittel für die Zwischenverpflegung ist von besonderer Bedeutung, da mit dem Angebot geeigneter Lebensmittel ein wichtiger Beitrag zur Deckung des täglichen Nährstoffbedarfs der Schülerinnen und Schüler geleistet sowie eine überschüssige Energiezufuhr vermieden wird" (DGE 2007, 18). Deshalb sollten die Schulen sich auch hier an den optimiX-Empfehlungen für die Zwischenmahlzeiten orientieren, die hauptsächlich aus Vollkornprodukten, Obst und Gemüse, fettreduzierten Milchprodukten sowie einem energiearmen Getränk bestehen (vgl. KERSTING et al. 2003, 75). Eine ansprechende Darbietungsform sowie eine entsprechende preisliche Gestaltung erhöhen die Attraktivität und die Akzeptanz der Produkte. Süßigkeiten sowie Kinderlebensmittel, die meist einen zu hohen Anteil an Zucker und Fett beinhalten und sich deshalb nicht als Zwischenmahlzeit eignen (vgl. Kap. 5.2), sollen an Schulen nicht angeboten werden. In Ganztagsschulen, in denen neben dem Mittagessen auch das zweite Frühstück (Schulfrühstück) und eine Zwischenmahlzeit am Nachmittag eingenommen werden, sind die beiden Zwischenmahlzeiten "immer im Zusammenhang mit der Mittagsmahlzeit und der Verteilung sowie dem Umfang der sonstigen Mahlzeiten zu betrachten" (DGE 2007, 18). Außerdem darf ihr Angebot keinesfalls mit der Mittagsverpflegung in Konkurrenz stehen. Während der Mittagszeit sollte der Schulkiosk geschlossen bleiben, um zu verhindern, dass v.a. die Jugendlichen auf das Mittagessen verzichten und sich lediglich mit einem kleinen Snack versorgen, der nicht genügend Energie für volle Leistungsfähigkeit am Nachmittag liefert (vgl. ebd., 18). Entsprechende Kampagnen an verschiedenen Modellschulen zeigten, "dass nach einer überzeugenden Aufklärungsarbeit bei Schülern, Eltern und Kioskbetreibern eine Umstellung auf gesündere, appetitlich belegte Vollkornbrote und Mineralwasser durchaus gelingen kann. Vorausgesetzt, es gibt keine süßen Alternativen" (KOCH 2007, 186).

Neben den verschiedenen Mahlzeiten muss die Schule auch eine ausreichende und gesunde Flüssigkeitszufuhr ihrer Schüler garantieren. In Kapitel 8 wurde bereits auf die enorme Bedeutung des Wasserhaushalts für die geistige Leistungsfähigkeit eingegangen (vgl. Kap. 8.2.7). Damit es nicht in Folge eines Defizits zu Konzentrationsproblemen und Leistungsabfällen der Schüler kommt, ist Wasser während des gesamten Schultages zur Verfügung zu stellen. Auch während des Unterrichts muss es den Kindern stets erlaubt sein, etwas zu trinken (vgl. VON BETTERAY 2006, 30f.; DGE 2007, 20).

Kinder und Jugendliche, die eine Ganztagsschule besuchen, erhalten auf diese Weise dreimal am Tag eine ernährungsphysiologisch wertvolle Mahlzeit. Vor dem Hintergrund dieser Überlegung ließe sich darauf schließen, dass vor allem die am häufigsten fehlernährten Schüler aus den genannten Risikogruppen, hinsichtlich gesunder und bedarfsgerechter Ernährung und damit verbundener Leistungssteigerung beim Lernen, vom Besuch einer Ganztagsschule profitieren würden. Es sei an dieser Stelle daran erinnert, dass es besonders die schlecht- oder fehlernährten Kinder und Jugendlichen waren, die in verschiedenen Ernährungsstudien eine deutliche Leistungsverbesserung in Folge einer Ernährungsumstellung oder -ergänzung zeigten (vgl. Kap. 8.3.1).

10.4 Weitere Maßnahmen im Zusammenhang mit Prävention von Fehlernährung in der Schule

10.4.1 Lehrerfort- und -weiterbildungen

Damit Lehrerinnen und Lehrer stets über Grundkenntnisse *zeitgemäßer* Gesundheits- bzw. Ernährungs- und Verbrauchererziehung verfügen und somit in der Lage sind, Fehlernährung und damit verbundenen Problemen angemessen zu begegnen, sind regelmäßige Fort- und Weiterbildungen von großer Relevanz.

Diese "bezeichnen Bildungsaufgaben und -möglichkeiten, die Lehrerinnen und Lehrer nach Abschluss ihrer Lehramtsausbildung wahrnehmen können und sollten" (Rekus 2004, 263 f.). Da sich die Berufsanforderungen von Lehrkräften permanent verändern, zählen Fort- und Weiterbildungen zu ihren notwendigen Aufgaben. In pädagogischer Hinsicht betreffen diese veränderten Anforderungen hauptsächlich den Wandel der Lebenswelt der Kinder und Jugendlichen und die damit zusammenhängenden Problematiken (hier speziell die Fehlernährung) (vgl. Kap. 4.2), während in fachlicher Hinsicht Veränderungen durch den wissenschaftlichen Fortschritt (hier beispielsweise. neue Erkenntnisse der Ernährungswissenschaft oder -medizin) im Mittelpunkt stehen. Nach Rekus (2004, 264) ist es zwingend notwendig, dass Lehrkräfte sich kontinuierlich mit solchen Veränderungen auseinandersetzen, um ihre Professionalität auf Dauer zu erhalten. Zwar werden Lehrerfort- und -weiterbildungen vom Dienstherrn erwünscht, jedoch selten angeordnet und somit der Eigeninitiative der Lehrkräfte überlassen. Angeregt werden die Angebote allerdings durch verschiedene Träger (vgl. ebd., 264). Im Falle der Gesundheits- bzw. Ernährungserziehung u.a. von der Bundeszentrale für gesundheitliche Aufklärung. Diese veranstaltet seit etlichen Jahren Seminare für Multiplikatoren aus der Lehrerfortbildung, früher insbesondere in den neuen Bundesländern. Ziel dabei ist es, die Multiplikatoren mit differenzierten didaktischen Problemen der Gesundheitserziehung vertraut zu machen.

Verschiedene Beispiele aus Unterrichtsmaterialien werden dabei vorgestellt und erprobt. Dies geschieht unter finanzieller Beteiligung der Länder sowie unter Einbeziehung der Gesundheitsbeauftragten, die in vielen Schulbezirken zur Verfügung stehen. Außerdem wendet sich die BZgA mit ihren Fortbildungsmaßnahmen an die Lehrkräfte selbst, bei denen angesichts bereits genannter Veränderungen und damit zusammenhängender Problematiken verstärkter Bedarf an Information und Aufklärung besteht (vgl. BZgA 2000, 27).

Auch die Deutsche Gesellschaft für Ernährung bietet verschiedene Aktivitäten und Angebote im Setting Schule an, die sich unter anderem an Lehrkräfte richten. In unterschiedlichen Workshops, Tagungen und Seminaren werden aktuelle Themen der Gesundheits- und Ernährungsbildung erarbeitet. Dabei wird beispielsweise die Problematik von Kindern und Jugendlichen aus Familien mit Migrationshintergrund explizit berücksichtigt (vgl. DGE 2007, 31).

Während fachliche Lehrerfort- und -weiterbildungen meist in zentralen oder regionalen Veranstaltungen bzw. Kursen durchgeführt werden, erfolgen pädagogische Angebote oft schulintern. "In den letzten Jahren hat sich gezeigt, dass gerade die schulinterne [Lehrerfortbildung] besonders geeignet erscheint, den Kolleginnen und Kollegen nicht nur bei der Lösung der pädagogischen Probleme und Aufgaben "vor Ort" zu helfen, sondern auch Innovationen in Gang zu setzen" (REKUS 2004, 264). Diese Erkenntnis könnte als Ansatzpunkt zur Entwicklung von schulinternen Konzepten contra Fehlernährung und pro gesunde Ernährung der Schüler dienen, insbesondere unter dem Gesichtspunkt der optimalen Ausschöpfung ihres Lernpotenzials.

Speziell vor dem Hintergrund z.T. erheblicher Ernährungsproblematiken, unter anderem ausgelöst durch veränderte Lebensbedingungen, unterstützt durch an Kinder gerichtete Werbung, Kinderlebensmittel und Fastfood und verbunden mit dem epidemischen Anstieg von Übergewicht und Adipositas (besonders innerhalb der Risikogruppen), "dürfte gegenwärtig die Profilierung der [fachlichen und pädagogischen] Kompetenzen einen Brennpunkt der Lehrerfortbildung ausmachen. Dabei geht es heute im Wesentlichen darum, das Lernen in der Schule nachhaltiger als bisher unter den Gedanken der [...] Lebensweltorientierung zu stellen" (REKUS 2004, 264), um einerseits die Schüler, andererseits aber auch die Eltern besser zu erreichen.

10.4.2 Elternarbeit

Damit ein gesundheitsbewusstes Ernährungsverhalten bei Kindern und Jugendlichen langfristig und vor allem erfolgreich ausgebildet wird, kommt der Zusammenarbeit mit den Eltern bzw. der Familie eine zentrale Bedeutung zu, denn diese "beeinflusst mit ihren gezielten Maßnahmen und ihrem gesamten Lebensstil das Kind in einem Alter, in dem sich seine Gewohnheiten herausbilden und festigen" (BZgA 2000, 11; vgl. auch Kap. 4.2).

Die Schule sollte deshalb versuchen, die Eltern bzw. Erziehungsberechtigten durch aktive Elternarbeit in ihre Maßnahmen einzubeziehen und mit ihnen gemeinsam an einer gesunden Ernährungsweise der Kinder arbeiten. Nach Vernooij (2001) werden "unter Elternarbeit [...] alle Kontakte, Bemühungen und Maßnahmen von in Erziehungseinrichtungen Tätigen (Lehrer, Erzieher, Sozial- und Heilpädagogen etc.) mit bzw. für Eltern und Erziehungsberechtigte verstanden, mit der Zielsetzung, Erziehungs- und Bildungsangebote wechselseitig abzustimmen, Reibungspunkte und Unstimmigkeiten zwischen öffentlicher Erziehungsinstitution und Familie zu verringern und zu einer gegenseitigen Unterstützung bezogen auf die Erziehung und Bildung von Kindern und Jugendlichen als gemeinsamer Aufgabe zu gelangen" (103). Elternarbeit kann in zahlreichen Formen stattfinden, unter anderem in Form von Elterninformationstagen und -sprechstunden, Hausbesuchen, Elternabenden, gezielten Beratungsangeboten oder gemeinsamer Schulsozialarbeit (vgl. ebd., 103).

Die verschiedenen Unterrichtsmedien der Bundeszentrale für gesundheitliche Aufklärung können Lehrern dabei als Unterstützung dienen. Zum einen enthalten die Materialien aus der Schriftenreihe "Gesundheit und Schule" bereits seit längerem Hinweise für die Elternarbeit, überwiegend in Form von Vorschlägen zur Durchführung von Elternabenden in der Schule. Zum anderen stellt die BZgA spezielle Medien in Form von Broschüren, Faltblättern, u.Ä. zur Verfügung, die sich speziell an die Eltern bzw. Erziehungsberechtigten der Kinder und Jugendlichen richten. Dabei wird den Unterrichtsmaterialien jeweils ein Ansichtsexemplar dieser Elternmedien beigefügt. Die Lehrkräfte können weitere Exemplare in der benötigten Stückzahl kostenlos bei der BZgA anfordern und an die Eltern weitergeben (vgl. BzgA 2000, 25f.). Auch die Verbraucherzentrale Bundesverband e.V. fordert, Eltern nicht aus der Verantwortung zu entlassen, sondern in der Ernährungsbildung mit ihnen zusammenzuarbeiten. Neben Angeboten zur Ernährungsbildung "sollte z.B. das Gespräch mit den Eltern gesucht werden, wenn Kinder ohne Frühstück in die Schule kommen oder nicht an der Mittagsverpflegung teilnehmen" (Vzbv 2007, 6).

Die Ausführungen der Kapitel 6 und 7 lassen unschwer erkennen, dass Elternarbeit zur Verbesserung der Ernährungssituation von Kindern und Jugendlichen vor allem innerhalb der beiden Risikogruppen von Nöten ist. Da v.a. Förderschulen zum größten Teil von diesen Kindern und Jugendlichen besucht werden, kommt der Elternarbeit besonders dort ein wichtiger Stellenwert hinsichtlich Prävention und Intervention von Fehlernährung und der Vermittlung von gesundheitsrelevantem Verhalten zu.

Der Fachliteratur zufolge stellt Elternarbeit prinzipiell ein besonderes Problemfeld dar, da die unterschiedlichen Wirklichkeiten, in denen Eltern und Lehrer sich befinden (Lebenswirklichkeit der Eltern vs. Arbeitswirklichkeit der Lehrer) oft Spannungs- und Konfliktpotenziale enthalten (vgl. u.a. Weiss 1996, 4). Die soziokulturelle Benachteiligung der Eltern, durch die sie sich (z.T. deutlich) von der mittelschichtspezifischen Lebensform der Fachleute unterscheiden, kann das vorhandene Spannungspotenzial zusätzlich verstärken. "Es begegnen sich dann ganz unterschiedliche "Welten", die sich oftmals gegenseitig fremd sind" (Weiß 2003, 117).

Weiss (2003) hält fest: "Einerseits sind [gerade] diese Familien [...] auf Beratungs- und Unterstützungsangebote angewiesen. Andererseits greifen Beratungskonzepte bei diesen Familien oft nicht hinreichend. Dies führt nicht selten auch in (sonder-)pädagogischen Fachkreisen zu resignativen Tendenzen, was die Zusammenarbeit mit diesen Familien betrifft" (118). In der Praxis neigt man oft zu schnell "zu Pauschalvorwürfen und Schuldzuschreibungen gegenüber den Familien der SchülerInnen" (ebd., 119) und sieht die Kinder gar "als "Opfer" der Eltern und Familien" (ebd., 119). Bezogen auf die Fehlernährung oder auf die Häufung von Übergewicht unter diesen Kindern und Jugendlichen, ist es deshalb in erster Linie wichtig einzusehen, dass die Eltern selten willentlich Schuld an der Problematik tragen, sondern dass oft "gesellschaftliche, lebensweltliche und lebensgeschichtliche Hintergründe ihre Motive, Denk- und Handlungsweisen" (ebd. 119) bestimmen (vgl. Kap. 6.3.3).

Diese soziale Distanz zwischen Eltern und Fachleuten ist eng verbunden mit einem vor allem die Sonderschule kennzeichnenden "primär kindorientierten Verständnis von Elternarbeit, [...] [indem] die Eltern in ihrer Funktion als Mutter oder Vater ihres Kindes betrachtet [werden] und bestenfalls nachrangig als Person mit eigenen Bedürfnissen und Vorstellungen im Kontext ihrer Lebensgeschichte und Lebenswelt" (Weiss, 2003, 120). Eine solch einseitige, kindzentrierte Sichtweise zielt primär darauf ab, Eltern dazu zu bewegen, die von der Lehrkraft wahrgenommenen Bedürfnisse der Kinder besser zu berücksichtigen. Dies kann jedoch dazu führen, dass Fachleute die Frage aus dem Blick verlieren, ob es den Eltern, vor dem Hintergrund ihrer eingeschränkten lebensweltlichen Bedingungen, überhaupt möglich ist, die Hinweise und Vorschläge der LehrerInnen umzusetzen. Oftmals sind Eltern "so von ihren existenziellen Problemen im Hier und Jetzt gefangen genommen, dass ihnen wenig psychische Energie bleibt, auf die Bedürfnisse und Probleme ihrer Kinder hinreichend zu achten. [...] LehrerInnen, die sich mit kindbezogenen Anliegen an die Eltern wenden, müssen deshalb davon ausgehen, dass ihre Anliegen in der elterlichen Bedeutungshierarchie einen nachrangigen Platz einnehmen und von den Eltern als Belastung empfunden werden" (ebd. 126).

Diese Gesichtspunkte müssen im Zentrum jeglicher Überlegung stehen, will man die Eltern im Rahmen von Präventions- und Interventionsbestrebungen nachhaltig erreichen. Zwischen der Wahrnehmung der Bedürfnisse der Kinder und den Möglichkeiten der Eltern muss eine Balance gefunden werden (vgl. Weiss 2003, 120). Vorschläge müssen sich stets im Rahmen dessen bewegen, was die Eltern überhaupt umsetzen können. Vernooij (2001) hält zudem fest: "Insbesondere bei Eltern mit geringem Schulinteresse verlangt die Motivation zur Zusammenarbeit bzw. zu einem notwendigen Mindestkontakt Einfühlungsvermögen und Phantasie von Seiten der in Bildungsinstitutionen Tätigen" (103).

Mit der Problematik der Einbeziehung der Eltern hat die allgemeine Grundschule am wenigsten zu kämpfen. Veranstaltungen und Elternabende "werden in der Regel von allen Eltern der Grundschulkinder besucht" (BZgA 2000, 26). Da dieses Interesse jedoch erfahrungsgemäß im Laufe der Schulzeit nachlässt, versucht die BZgA die Eltern weiterhin mit Hilfe ihrer speziell entwickelten Elternmedien, welche die Schüler von den Lehrkräften mit nach Hause bekommen, zu erreichen und sie somit in die schulische Gesundheitserziehung und -förderung einzubeziehen (vgl. ebd., 26).

Die Wichtigkeit der Elternarbeit verdeutlicht eine Evaluationsstudie von Mareen MOLDERINGS und Günther EISSING (2006) von der Universität Dortmund. In 12 Grundschulklassen des ersten und zweiten Schuljahres wurden pädagogische Elternabende durchgeführt, die nach dem Kommunikationsmodell der Themenzentrierten Intervention (TZI) gestaltet waren und Handlungsorientierung sowie selbstständige Erarbeitung in Kleingruppen betonten. Die Ergebnisse zeigen, "dass die Schüler, deren Eltern am Elternabend teilgenommen haben, nach dem Elternabend eine größere Anzahl an wünschenswerten Lebensmitteln zum Schulfrühstück mit in die Schule bringen als vor der Durchführung der Elternaktion. [...] Bezüglich aller nicht wünschenswerten Lebensmittelgruppen lässt sich bei den Schülern mit einer Elternbeteiligung eine Abnahme beobachten" (178). Dies unterstreicht abschließend die Problematik des geringen Kooperationsinteresses der Eltern von besonders schlecht ernährten Kindern und Jugendlichen, bei denen eigentlich der größte Handlungsbedarf besteht.

11 Fazit

Die vorliegende Arbeit verfolgte das Ziel, aktuelle Daten und Fakten zur Kinderernährung in Deutschland einer genauen Betrachtung zu unterziehen. Diese wiederum sollten mit Erkenntnissen zur Beeinflussung des Lernens durch die Ernährung in Verbindung gebracht werden. Darüber hinaus sollten Perspektiven zur Verbesserung der Situation aufgezeigt und diskutiert werden.

Zu Beginn wurden dazu die gültigen *Ernährungsempfehlungen* vorgestellt, wobei mitunter auf die erhöhte Vorsicht bei alternativen Ernährungsformen sowie auf die Wichtigkeit der Ernährung von (werdenden) Müttern für die kindliche Gesundheit und Entwicklung eingegangen wurde. Anhand der jüngst veröffentlichten *EsKiMo-Studie* des Robert Koch-Instituts konnte daraufhin belegt werden, dass die Ernährung der jungen Bevölkerungsmitglieder teilweise extrem von den Empfehlungen abweicht und zunehmend durch ein Übermaß und durch eine falsche Zusammensetzung der Nahrung charakterisiert ist. So ist beispielsweise der Konsum von Zucker und Fett deutlich zu hoch - der Anteil an gesunden Kohlenhydraten, Obst und Gemüse, Milchprodukten und Fisch hingegen zu gering. Differenzen zeigen sich hier zwischen den beiden Geschlechtern. So haben Jungen beispielsweise eine stärker ausgeprägte Vorliebe für wenig empfehlenswerte Nahrungsmittel sowie für Fastfood. Mädchen hingegen praktizieren eher eine ungesunde Ernährungsweise was z.B. Diäten oder das Auslassen einzelner Mahlzeiten (v.a. des Frühstücks) betrifft. Auch eine vegetarische Ernährung, die bei einem Mangel an Kenntnissen im Extremfall zu einer Unterversorgung mit einzelnen Nährstoffen führen kann, ist unter den Mädchen weiter verbreitet.

Verstärkt wird die Problematik ungesunder Ernährung durch den *Einfluss zielgerichteter Werbemaßnahmen*, v.a. für ernährungsphysiologisch wenig empfehlenswerte Produkte im Bereich der Kinderlebensmittel. Auch die große Beliebtheit von Fastfood spielt eine wichtige Rolle.

Aktuelle Auswertungen der KiGGS-Studie verdeutlichten, dass die Fehlernährung vieler Kinder und Jugendlicher bereits schwerwiegende *Folgen* hat. Exemplarisch wurde dies an der starken Verbreitung von Übergewicht und Adipositas in Deutschland gezeigt. Die Zahlen sind bereits erschreckend hoch - eine weitere Zunahme in den nächsten Jahren wird erwartet. Dies ist sowohl hinsichtlich der *körperlichen als auch der psychischen Gesundheitsfolgen* sehr riskant.

Anhand der Analyse zahlreicher *Studienergebnisse* konnte zudem belegt werden, dass die Ernährung nicht nur für die körperliche, sondern auch für die *geistige Gesundheit und Leistungsfähigkeit* von entscheidendem Wert ist.

Dabei spielt bereits die *Ernährung der Mutter während der Schwangerschaft* eine ausschlaggebende Rolle für die kognitive Entwicklung des Kindes. Ferner ist ihre Bereitschaft, möglichst lang zu stillen und sich auch in dieser Phase entsprechend zu ernähren, von großem Wert.

Später kann eine *ausgewogene Ernährung*, entsprechend gültiger Empfehlungen, die *optimale Ausschöpfung vorhandener Lernpotenziale* von Kindern und Jugendlichen fördern.

Fehlernährung im oben genannten Sinne ist dem Lernen hingegen wenig zuträglich. Zum einen, da sie kognitive Prozesse direkt beeinträchtigen kann (z.B. durch die Einschränkung von Motivation, Konzentration, Aufmerksamkeit, Wachheit, etc.). Zum anderen, weil sie auf indirektem Wege (beispielsweise. durch die Verstärkung von Migräne oder depressiven Verstimmungen) das *Lernen der Schüler behindern oder gar blockieren* kann. Die Auswirkungen der Ernährung auf das hyperkinetische Syndrom (HKS) bleiben weiterhin umstritten.

Als *besondere Risikogruppen* hinsichtlich des Ernährungsverhaltens wurden Kinder und Jugendliche aus *sozial benachteiligten Familien* sowie aus *Familien mit Migrationshintergrund* identifiziert: Mangelnde finanzielle Ressourcen der Familien, aber auch Kompetenzmängel oder wenig förderliche Einstellungen bezüglich der Umsetzung einer gesunden Ernährungsweise wurden dabei als Hauptursachen angenommen. Zudem zeigten sich innerhalb der Risikogruppen weitere Differenzen, die trotz vieler Überschneidungen trotzdem eine getrennte Betrachtung notwendig erscheinen lassen. Die Tatsache, dass Kinder und Jugendliche aus den genannten Risikogruppen ein vergleichsweise schlechteres Ernährungsverhalten praktizieren und gleichzeitig an der Schule zur Lernförderung überrepräsentiert sind, führte zum Versuch einer Zusammenführung von empirischen Untersuchungsergebnissen und sonderpädagogischer Fachliteratur. Diese legte die Vermutung nahe, dass die *Ernährung eine Verstärkerrolle im multikausalen*

Bedingungsgefüge von Lernbeeinträchtigungen einnimmt. Klaus HURRELMANN (2008, 6) kritisiert in diesem Zusammenhang, dass die sozialen Determinanten der Gesundheit hierzulande bisweilen "noch kein fester Bestandteil des konkreten Präventionshandelns" sind.

Gemäß dem vorliegenden Analyseergebnis, das einen Kausalzusammenhang zwischen Ernährung und Lernleistung konstatiert, ist dies besonders prekär, denn eine Verbesserung der Ernährung könnte folglich die Ausschöpfung vorhandener Lernpotenziale dieser Schüler unterstützen und fördern. Da die meisten hierzu verwendeten Studien aus dem Ausland stammen und dort sowohl die Nahrungsmittelauswahl als auch die Ernährungsweise teilweise stark von der deutschen differieren, konnten die Ergebnisse jedoch nicht vollständig auf deutsche Schüler übertragen werden. Der grundlegenden Vermutung tut dies keinen Abbruch. Es zeigt aber, dass in Deutschland diesbezüglich Forschungsbedarf besteht.

Sicher zeigte sich jedoch, dass die schlechten Ernährungsgewohnheiten von Kindern und Jugendlichen in Deutschland, EsKiMo zufolge, meist mit dem Alter zunehmen bzw. sich immer mehr verfestigen. Dies führte zu dem Schluss, dass ein möglichst frühes Ansetzen *präventiver und intervenierender Maßnahmen* nötig ist. Es konnte gezeigt werden, dass der *Schule (insbesondere der Förderschule) eine Schlüsselrolle* im Netzwerk dieser Maßnahmen zukommt, da sie alle Kinder und Jugendlichen über viele Jahre erreicht. Eine früh einsetzende und *durchgängige Ernährungserziehung* sowie die Bereitstellung eines gesunden und damit *lernförderlichen Verpflegungsangebotes* stellen die wesentlichen Handlungsmöglichkeiten der Schule dar. Von besonderer Relevanz ist zudem die Bereitschaft der Lehrkräfte, ihren Wissensstand stets durch *Fort- und Weiterbildungen* zu aktualisieren, sich zu engagieren und miteinander zu kooperieren.

Weiter zeigte sich, dass *Eltern* einen extremen Einfluss auf die Ernährung ihrer Kinder haben und so ins Netz der präventiven Maßnahmen integriert werden müssen, wenn nachhaltige Erfolge erzielt werden sollen. Der *Elternarbeit* kommt somit eine besondere Bedeutung zu. Die Elterneinbeziehung in der Förderschule stellte sich jedoch als besonders diffizil heraus, was verstärkte Bemühungen erforderlich macht.

Die in dieser Arbeit gewonnenen Erkenntnisse unterstreichen die Tatsache, dass eine *Verbesserung der Ernährungssituation von Kindern und Jugendlichen* entscheidend dazu beitragen kann, ihre vorhandenen Leistungspotenziale in optimaler Weise auszuschöpfen und ihnen somit den Weg in eine glückliche, gesunde und erfolgreiche Zukunft zu erleichtern. Um dies zu erreichen, sind allerdings noch zahlreiche Anstrengungen zu unternehmen:

Die übergeordnete **Zielsetzung** muss darin bestehen, innerhalb der Bevölkerung das *Bewusstsein* für die Problematik zu erhöhen und umfangreiche *Wissensgrundlagen bezüglich gesunder Ernährung zu schaffen.* Darauf muss jedes Handeln gegründet sein. Die aktuelle Ernährungssituation von Kindern und Jugendlichen in Deutschland zeigt, dass die Thematik bisher noch nicht ausreichend ernst genommen wurde.

Dieser Zielstellung besonders hinderlich ist der Einfluss der an Kinder (und Eltern) gerichteten Werbemaßnahmen für ungesunde Produkte, denen somit künftig verstärkte Beachtung im Rahmen der Prävention zukommen muss. Es müssen rechtliche Möglichkeiten zur Eindämmung derselben geschaffen werden. Das Forschungsinstitut für Kinderernährung äußert darüber hinaus: "Es wäre eine Herausforderung, entsprechende ausgeklügelte Werbetechniken auch für bisher vernachlässigte Lebensmittel wie Obst, Gemüse und Getreideprodukte zu entwickeln, um zur präventiven Verbesserung der heutigen Kinderernährung beizutragen. Solche Kinderlebensmittel wären sinnvoll" (FKE 2005, 148). Unabhängig davon, welcher Methode man Vorrang einräumt, scheint wiederum mit verinnerlichtem Wissen um gesunde Ernährung ein großes Stück gewonnen: Eine kritische Haltung des Einzelnen gegenüber Werbebotschaften, welche allzu oft suboptimale Produkte als gesundheitsförderlich deklarieren.

Zielgruppen aller Maßnahmen, die der Verbesserung der Ernährung von *Kindern und Jugendlichen* dienen sollen, sind in erster Linie diese selbst, aber auch ihre *Eltern*:

Eltern müssen aufgrund ihres Einflusses verstärkt in die Bemühungen miteinbezogen werden. Es scheint zielführend, die werdenden Mütter bereits vor der Geburt intensiv über die Bedeutung einer gesunden Ernährungsweise zu beraten, da sie die kindliche Entwicklung dadurch wesentlich prägen. Darüber hinaus muss Eltern vermehrt das nötige

Wissen angetragen werden, um ihre Kinder in der Aufwachphase gesund verköstigen zu können.

Den *Kindern und Jugendlichen* selbst muss nachhaltig offenbart werden, wie gesunde Ernährung auszusehen hat. Hiermit ist allerdings nur etwas gewonnen, wenn diese ihr Wissen auch in konkrete Verhaltensweisen umsetzen. Um dies zu erreichen, scheint es förderlich, sie möglichst früh an gesunde Ernährung heranzuführen. Dass dies jeweils nur mit altersadäquaten Methoden sowie didaktischer Expertise nachhaltig zu erreichen ist, wurde bereits ausführlich diskutiert.

Es sei jedoch noch einmal explizit erwähnt, dass die Fokussierung spezieller *Risikogruppen* hierbei eine entscheidende Rolle einnimmt, denn Maßnahmen müssen verstärkt zielgruppenadäquat gestaltet werden, um nachhaltige Erfolge zu erzielen. Dies betrifft auch hier sowohl die Eltern (schon vor der Geburt und darüber hinaus) als auch die Kinder selbst.

Insgesamt scheint bei der Verankerung gesunder Ernährungsweisen der *institutionellen Förderung* eine große Bedeutung zuzukommen:

Mit der geforderten frühen Heranführung an gesunde Ernährung muss bereits im *Kindergarten* begonnen werden. Die enge Kooperation mit den Eltern scheint auch hier besonders wichtig, da im Kindergarten gelerntes Verhalten nur dauerhaft angenommen und verinnerlicht wird, solange im Elternhaus nicht gegenläufig verfahren wird. In Anlehnung an Paul MOOR kann somit auch hier formuliert werden: Nicht nur das Kind, auch seine Umgebung ist zu erziehen.

Der soeben für die vorschulische Förderung formulierte Auftrag muss konsequent in der *Schule* fortgesetzt werden. Die dargestellte Verflochtenheit von Ernährung und sozialem Hintergrund zeigt, dass dabei besonders den Schülern der Förderschule Rechnung zu tragen ist. Übereinstimmend fordert KLEIN (2001, 51), der teilweise prekären Lebenssituation von Kindern an der *Schule zur Lernförderung,* bei schul- und sozialpolitischen Maßnahmen, mehr Beachtung zu schenken. Hinsichtlich der Ernährungssituation hieße dies beispielsweise, *jedem Kind die Möglichkeit zu geben, an der Schulverpflegung teilzunehmen,* und zwar unabhängig von der finanziellen Situation der Eltern. Um dies zu erreichen, schlägt der Verbraucherzentrale Bundesverband eine *monetäre Unterstützung* durch Länder, Kommunen, Schulen oder zu diesem

Zweck gegründeten privaten Vereinen vor. Dass dies möglich ist, zeigt der Umstand, dass in NRW beispielsweise für die Jahre 2007 und 2008 je 10 Millionen € für Kinder von Hartz-IV-Empfängern bereitgestellt wurden. In Berlin wird das Schulessen vom Senat in den ersten sechs Klassen finanziell gefördert, und in Rheinland-Pfalz gibt es ebenfalls einen Landesfonds für sozial benachteiligte Kinder" (vgl. VZBV 2007, 6).

Um ernährungsverbessernde Maßnahmen allerdings effektiv durchführen zu können, sind fundierte, wissenschaftlich abgesicherte Informationen vonnöten. Konsequente Forschung erhält dadurch einen immensen Stellenwert. Studien wie KiGGS sollten daher unbedingt weitergeführt werden, um auch in Zukunft abgesicherte Erkenntnisse zu liefern. Um den dargestellten Differenzen innerhalb des Klientels Rechnung zu tragen, wäre es begrüßenswert, wenn diese innerhalb der Forschungsvorhaben weiterhin eine individuelle Betrachtungsweise erhielten. Dazu wäre es wichtig herauszufinden, worin die geringe Teilnahmebereitschaft - gerade innerhalb der Risikogruppen - begründet liegt und durch welche Maßnahmen (verstärkte Aufklärung, Anreize, etc.) diese Bereitschaft erhöht werden kann.

Abschließend muss natürlich relativiert werden, dass diese Ziele in der Praxis nicht ohne Weiteres erreicht werden können. Vor allem die Gewährleistung einer entsprechenden institutionellen Förderung macht eine ausreichende Finanzierung durch die zuständigen Träger, aber auch die besondere Anstrengungsbereitschaft professioneller Kräfte nötig. Positiv zu verzeichnen ist jedoch, dass die Problematik der Kinderernährung in Deutschland seit einigen Jahren verstärkt im Zentrum aktiver Bemühungen steht. Dies zeigt sich beispielsweise in zahlreichen *Kampagnen, Projekten und Wettbewerben* vieler Vereine und Organisationen, die alle das Ziel verfolgen, die gesunde Ernährung der jungen Generation zu fördern. Beispielhaft genannt seien an dieser Stelle das Projekt "Tiger-Kids" der Stiftung Kindergesundheit und der AOK zur Verbesserung der Ernährungs- und Bewegungssituation von Kindergartenkindern (www.tigerkids.de), sowie der "aid-Ernährungsführerschein" als fertig ausgearbeitetes Unterrichtskonzept für Kinder der dritten Jahrgangsstufe, bei dem der praktische Umgang mit Lebensmitteln und Küchengeräten im Mittelpunkt steht (www.aid-ernaehrungsfuehrerschein.de). Die Aktion "gut drauf" der Bundeszentrale für gesundheitliche Aufklärung beschäftigt sich mit der Ernährungs- und Bewegungsförderung von Kindern und Jugendlichen im Alter von 12–18 Jahren (in Schulen, Freizeiteinrichtungen, etc.) (www.gutdrauf.net).

Veröffentlichungen in verschiedenen pädagogischen Magazinen zeigen, dass bereits viele Schulen derartige Angebote aktiv nutzen und sich teilweise sogar an Wettbewerben beteiligen (vgl. u.a. SCHULVERPFLEGUNG 2008). Vor allem aber publizierte die Bundesregierung im Jahr 2008 ihren *nationalen Aktionsplan zur Prävention von Fehlernährung, Bewegungsmangel, Übergewicht und damit zusammenhängenden Krankheiten* ("In Form"). Dieser verfolgt das Ziel, bestehende Ansätze und Initiativen künftig besser zu vernetzen und durch zusätzliche Maßnahmen zu ergänzen. Dafür sollen jährlich jeweils 5 Mio. Euro zur Verfügung stehen (vgl. BMELV 2008). Ein Großteil der dargestellten Zielsetzungen ist - zumindest sinngemäß - bereits in diesem Aktionsplan enthalten.

Ziel dieser Initiative ist somit unter anderem, den die vorliegende Arbeit grundlegend stützenden Kinder- und Jugendgesundheitssurvey (KiGGS) weiterzuführen (vgl. BMELV 2008, 43). Schlussendlich werden somit auch in Zukunft verlässliche und vergleichbare Daten bezüglich des Ernährungs- (und Bewegungs-)verhaltens der jungen Bevölkerungsmitglieder vorhanden sein, welche die essenzielle Basis der geforderten präventiven Maßnahmen darstellen.

Damit bleibt abschließend zu hoffen, dass die Ernährungssituation von Schulkindern in Deutschland zukünftig ein positiveres Bild zeichnen wird.

Literaturverzeichnis

ALBRECHT-ENGEL, I./ALBRECHT, M. (2003): Schwangerschaft und Geburt. Monat für Monat bewusst erleben. München.

ALEXY, U./KERSTING, M. (1999): Was Kinder essen - und was sie essen sollten. München.

ALEXY, U. et al. (2006): Erfrischungsgetränke in der Kinderernährung. In: Pädiatrische Praxis 68: 73-78.

ALEXY, U. et al. (2008): Empfehlungen für die Ernährung von Kindern und Jugendlichen mit Behinderungen (3., aktualisierte Auflage). Dortmund: Forschungsinstitut für Kinderernährung.

BACH, H. (1976): Unterrichtslehre L. Allgemeine Unterrichtslehre der Sonderschule für Lernbehinderte (3. Auflage). Berlin.

BALASKAS, J./GORDON, Y. (2004): Schwangerschaft und Geburt. Der große TRIAS-Ratgeber. Stuttgart.

BAUCH, A. et al. (2006): EsKiMo - Die Ernährungsstudie bei Kindern und Jugendlichen. In: Ernährungs-Umschau 53: 380-385.

BAUMERT, J./SCHÜMER, G. (2001): Familiäre Lebensverhältnisse, Bildungsbeteiligung und Kompetenzerwerb. In: Deutsches PISA-Konsortium (Hrsg.): PISA 2000. Basiskompetenzen von Schülerinnen und Schülern im internationalen Vergleich. Opladen: 321-407.

BEGEMANN, E. (1970): Die Erziehung der soziokulturell benachteiligten Schüler. Berlin, Darmstadt, Dortmund.

BeKi/LANDESINITIATIVE BEWUSSTE KINDERERNÄHRUNG (o.J.): Info 1. Ernährungserziehung. http://www.mlr.baden-wuerttemberg.de/mlr/allgemein/Bro_Ernaehrungsinfo_1.pdf (zuletzt aufgerufen am 4. 12. 2008)

BeKi/Landesinitiative Bewusste Kinderernährung (o.J.): Info 4. Frühstück. http://www.landwirtschaft-mlr.baden-wuerttemberg.de/servlet/PB/show/1062597/MLR_E_Info_4_Fruhstuck.pdf (zuletzt aufgerufen am 4.12.2008)

Bellisle, F. (2004): Effects of diet in behaviour and cognition in children. In: British Journal of Nutrition 92(2): 227-232.

Bergeest, H. (2006): Körperbehindertenpädagogik. Studium und Praxis (3., überarbeitete und ergänzte Auflage). Bad Heilbrunn.

Bergmann, K.E. et al. (2007): Perinatale Einflussfaktoren auf die spätere Gesundheit. Ergebnisse des Kinder- und Jugendgesundheitssurveys (KiGGS). In: Bundesgesundheitsblatt - Gesundheitsforschung - Gesundheitsschutz 50: 670-676.

BfR/Bundesinstitut für Risikobewertung (2004): Empfehlungen der Nationalen Stillkommission am BfR vom 1. März 2004. In. Bundesgesundheitsblatt - Gesundheitsforschung - Gesundheitsschutz 47(9): 908.

Biedermann et al. (1991): Comorbidity of attention deficit hyperactivity disorder with conduct, depressive, anxiety, and other disorders. In: The American Journal of Psychiatry. 148: 564-577.

Birch, L.L./Fisher, J.O. (1998): Development of eating behaviours among children and adolescents. In: Pediatrics 101: 539-549.

Bmelv/Bundesministerium für Ernährung, Landwirtschaft und Verbraucherschutz (2008): Der nationale Aktionsplan zur Prävention von Fehlernährung, Bewegungsmangel, Übergewicht und damit zusammenhängenden Krankheiten. In Form. Deutschlands Initiative für gesunde Ernährung und mehr Bewegung. Bonn. http://www.bmelv.de/nn_1236852/SharedDocs/downloads/03-Ernaehrung/Aufklaerung/Aktionsplan_InForm/Aktionsplan_InForm,templateId=raw,property=publicationFile.pdf/Aktionsplan_InForm.pdf (zuletzt aufgerufen am 3.12.2008)

BÖHLER, T. et al. (2004): Konsensuspapier Patientenschulungsprogramm für Kinder und Jugendliche mit Adipositas. In: BZgA (2005): Gesundheitsförderung konkret (Band 4): Qualitätskriterien für Programme zur Prävention und Therapie von Übergewicht und Adipositas bei Kindern und Jugendlichen. Köln: 37-55.

BÖNNHOFF, N. (2005): Der Einfluss des Ernährungsverhaltens und der kritischen Nährstoffe. In: Bjarnason-Wehrens, B./Dordel, S. (Hrsg.): Übergewicht und Adipositas im Kindes- und Jugendalter. Sankt Augustin: 22-45.

BÖS, K. (2001): Bündnis "Gesunde Kinder". Unsere Kinder brauchen mehr Bewegung, Spiel und Sport. http://www.sport.uni-karlsruhe.de/ifss/rd_download/GesundeKinder.pdf (zuletzt aufgerufen am 31.10.2008)

BOURDIEU, P. (2007): Die feinen Unterschiede. Kritik der gesellschaftlichen Urteilskraft (Erstausgabe 1982). Frankfurt/M.

BOURDIEU, P. (2004): Die verborgenen Mechanismen der Macht. In: Baumgart, F. (Hrsg.): Theorien der Sozialisation. Erläuterungen - Texte - Arbeitsaufgaben (3., durchgesehene Auflage). Bad Heilbrunn/Obb.: 199-259.

BROMBACH, C. et al. (2006): Die Nationale Verzehrsstudie II. Ziel: Aktuelle und belastbare Primärdaten für die Ernährungsberichterstattung des Bundes generieren. In: Ernährungs-Umschau 53:4-9.

BZgA/ BUNDESZENTRALE FÜR GESUNDHEITLICHE AUFKLÄRUNG (2000): Schulische Gesundheitserziehung und Gesundheitsförderung - Konzepte. Köln.

BZgA/BUNDESZENTRALE FÜR GESUNDHEITLICHE AUFKLÄRUNG (2003): Gesund und munter. Themenheft 3: Essen und Trinken. Köln.

BZgA/BUNDESZENTRALE FÜR GESUNDHEITLICHE AUFKLÄRUNG (2007a): Gesundheitserziehung und Schule. Essgewohnheiten. Materialien für 5.-10. Klassen. Köln.

BZgA/Bundeszentrale für gesundheitliche Aufklärung (2007b): Gesundheitserziehung und Schule. Ernährung & Gesundheit. Materialien für 5.-10. Klassen. Köln.

Cebulla, E. (1999): Kinder und Werbung - kleine Könige der Waren-Konsum-Welt. In: Kinderärztliche Praxis 70: 103-112.

Ciompi, L. (1997): Die emotionalen Grundlagen des Denkens. Göttingen.

Cloerkes, G. (1997): Soziologie der Behinderten. Eine Einführung (2., neu bearbeitete und erweiterte Auflage 2001). Heidelberg.

Cox, D.J. et al. (2005): Relationship between hyperglycemia and cognitive performance among adults with type 1 and type 2 diabetes. In: Diabetes Care 28(1): 71-77.

Currie, C. et al. (1997): Indicators of socioeconomic status of adolescents: the WHO Health Behaviour in School-aged Children Survey. In: Health Education Research, 12: 385-397.

Datenreport (2008): Auszug aus dem Datenreport 2008. Kapitel 3: Bildung. http://www.destatis.de/jetspeed/portal/cms/Sites/destatis/Internet/DE/Content/Publikationen/Querschnittsveroeffentlichungen/Datenreport/Downloads/Datenreport2008Bildung,property=file.pdf (zuletzt aufgerufen am 29.12.2008)

Delekat, D. (2003): Zur gesundheitlichen Lage von Kindern in Berlin - Ergebnisse und Handlungsempfehlungen auf Basis der Einschulungsuntersuchungen 2001. Berlin: Senatsverwaltung für Gesundheit, Soziales und Verbraucherschutz.

Deutscher Bildungsserver: Bildungspläne/Lehrpläne/Richtlinien. http://www.bildungsserver.de/zeigen.html?seite=4157 (zuletzt aufgerufen am 15.12.2008)

DGE/Deutsche Gesellschaft für Ernährung e.V. (2000): Kinderlebensmittel. http://www.dge.de/modules.php?name=News&file=article&sid=245 (zuletzt aufgerufen am 08.07.2008)

DGE/Deutsche Gesellschaft für Ernährung e.V. (2003): Eine runde Sache: Der neue DGE-Ernährungskreis. In: DGE-aktuell 25/2003 vom 17.12.2003. http://www.dge.de/modules.php?name=News&file=print&sid=219 (zuletzt aufgerufen am 26.09.2008)

DGE/Deutsche Gesellschaft für Ernährung e.V. (2007): Schule + Essen = Note 1. Qualitätsstandards für die Schulverpflegung. Bonn. http://www.dge-projektservice.de/editor/File/PDF/QualitaetsstandardsfuerdieSchulverpflegung.pdf (zuletzt aufgerufen am 15.12.2008)

Deutsche Gesellschaft für Ernährung (2008): Referenzwerte für die Nährstoffzufuhr (3., korr. Nachdruck). Frankfurt.

Diener, H.-C. (2002): Migräne. Taschenatlas spezial. Stuttgart, New York.

Donig, G. (2007): Ernährung im Kindesalter. In: Online-Familienhandbuch des Staatsinstituts für Frühpädagogik (IFP). http://www.familienhandbuch.de/cmain/f_Aktuelles/a_Ernaehrung/s_183.html. (zuletzt aufgerufen am 16.07.2008)

Döpfner, M. et al. (2008b): Aufmerksamkeitsdefizit-/Hyperaktivitätsstörung (ADHS). In: Petermann, F. (Hrsg.): Lehrbuch der klinischen Kinderpsychologie (6., vollständig überarbeitete Auflage). Göttingen: 257-276.

Döpfner, M. (2008a): Hyperkinetische Störungen. In: Esser, G. (Hrsg.): Lehrbuch der klinischen Psychologie und Psychotherapie bei Kindern und Jugendlichen (3., aktualisierte und erweiterte Auflage). Stuttgart, New York: 202-226.

Düren, M./Kersting, M. (2003): Das Angebot an Kinderlebensmitteln in Deutschland. In: Ernährungs-Umschau 50: 16-21.

Edelmann, W. (2000): Lernpsychologie. Weinheim.

Egger, J. et al. (1985): Controlled trial of oligoantigenic treatment in the hyperkinetic syndrome. In: The Lancet 9: 540-545.

ELLINGER, S./KOCH, K. (2001): Milieu- und Lebensstilkonzepte als Grundlage pädagogischer Interventionen bei Lernbehinderung - Möglichkeiten der unterstützen Begleitung. In: Die neue Sonderschule 4: 280-294.

ERCKENBRECHT, I. (2005): So schmeckt's Kindern vegetarisch (2. Auflage). Darmstadt.

ERHART, M. et al. (2007): Der Kinder- und Jugendgesundheitssurvey (KiGGS): Risiken und Ressourcen für die psychische Entwicklung von Kindern und Jugendlichen. In: Bundesgesundheitsblatt - Gesundheitsforschung - Gesundheitsschutz 50: 800-809.

ERHART, M. et al. (2008): Migration und gesundheitliche Ungleichheit im Kindes- und Jugendalter. In: Richter, M./Hurrelmann, K./ Klocke, A./Melzer, W./Ravens-Sieberer, U. (Hrsg.): Gesundheit, Ungleichheit und jugendliche Lebenswelten. Ergebnisse der zweiten internationalen Vergleichsstudie im Auftrag der Weltgesundheitsorganisation WHO. Weinheim: 141-159.

FELLMETH, S. (2007): Von Anfang an mit Spaß dabei. Essen und Trinken für kleine Kinder. Broschüre der Landesinitiative Bewusste Kinderernährung (BeKi) (Neubearbeitung). Stuttgart: Ministerium für Ernährung und Ländlicher Raum Baden-Württemberg.

FERGUSSON, D.M. et al. (1990): Early solid feeding and recurrent childhood eczema: a 10-year longitudinal study. In: Pediatrics 86: 541-546.

FKE/FORSCHUNGSINSTITUT FÜR KINDERERNÄHRUNG (o.J): Ist eine vegetarische Ernährung für Kinder geeignet? http://www.familienhandbuch.de/cmain/f_Aktuelles/a_Ernaehrung/s_333.html. (zuletzt aufgerufen am 16.07.2008)

FKE/FORSCHUNGSINSTITUT FÜR KINDERERNÄHRUNG (2005): Sind Kinderlebensmittel sinnvoll? In: Ernährung im Fokus 5: 148.

FOCUS ONLINE (2008): Dicke Kinder. Werbung verführt zu Fressorgien. http://www.focus.de/gesundheit/ernaehrung/news/dicke-kinder_aid_54464.html (zuletzt aufgerufen am 16.07.2008)

FREEDMAN, D. et al. (1999): The relation of overweight to cardiovascular risk factors among children and adolescents: the Bogalusa heart study. In: Pediatrics 103: 1175-1182.

FRÖHLICH, J./DÖPFNER, M. (2008): Die Behandlung von Aufmerksamkeitsdefizit-/Hyperaktivitätsstörungen mit mehrfach ungesättigten Fettsäuren - eine wirksame Behandlungsoption? In: Zeitschrift für Kinder- und Jugendpsychiatrie und Psychotherapie 36(2): 109-116.

FUCHS, M. (o.J.): Informationen für Eltern adipöser Kinder. Arbeitsgemeinschaft Adipositas im Kindes- und Jugendalter der deutschen Adipositasgesellschaft (Hrsg.). http://www.a-g-a.de/aga_content.html. (zuletzt aufgerufen am 15.12.2008)

GERRIG, R.J./ZIMBARDO, P.G. (2008): Psychologie (18., aktualisierte Auflage). München, Boston, u.a.

GESUNDHEIT.DE/GESUNDHEITSRATGEBER IM INTERNET (2008): Kinderlebensmittel - so gesund, wie die Werbung verspricht? http://www.Gesundheit.de/ernaehrung/gesund-essen/kinderlebensmittel/index.html. (zuletzt aufgerufen am 08.07.2008)

GOLZ, S. (1996): Ausländische Kinder als sogenannte Lernbehinderte. In: Eberwein, H. (Hrsg): Handbuch Lernen und Lern-Behinderungen. Weinheim, Basel.

GORTMAKER, S. et al. (1996): Television viewing as a cause of increasing obesity among children in the United States, 1986-1990. In: Archives of Pediatrics and Adolescent Medicine 150: 356-362.

GRAF, C. et al. (2003): Zusammenhänge zwischen körperlicher Aktivität und Konzentration im Kindesalter - Eingangsergebnisse des CHILT-Projektes. In: Deutsche Zeitschrift für Sportmedizin 9: 242-246.

GRIMM, H.-U./SABERSKY, A. (2005): Die Wahrheit über Käpt'n Iglo und die Fruchtzwerge. Was die Industrie unseren Kindern auftischt. München.

GROEN, G./PETERMANN, F. (2008): Depressive Störungen. In: Petermann, F. (Hrsg.): Lehrbuch der klinischen Kinderpsychologie (6., vollständig überarbeitete Auflage). Göttingen: 426-443.

HAFER, H. (1984): Die heimliche Droge – Nahrungsphosphat (3., neubearbeitete Auflage). Heidelberg.

HÄHNE, C./DÜMMLER, K. (2008): Einflüsse von Geschlecht und sozialer Ungleichheit auf die Wahrnehmung und den Umgang mit dem Körper im Jugendalter. In: Richter, M./Hurrelmann, K./ Klocke, A./Melzer, W./Ravens-Sieberer, U. (Hrsg.): Gesundheit, Ungleichheit und jugendliche Lebenswelten. Ergebnisse der zweiten internationalen Vergleichsstudie im Auftrag der Weltgesundheitsorganisation WHO. Weinheim: 93-115.

HASLAM, D. (2000): Jedes Kind will essen. Wie man den täglichen Kampf bei Tisch vermeidet. München.

HASTINGS, G. et al. (2003): Review of the research on the effects of food promotion to children. London: Food Standards Agency.

HAUNER, H. et al. (2007): Prävention und Therapie der Adipositas. Evidenzbasierte Leitlinie. Deutsche Adipositas-Gesellschaft, Deutsche Diabetes-Gesellschaft, Deutsche Gesellschaft für Ernährung, Deutsche Gesellschaft für Ernährungsmedizin (Hrsg.). http://www.leitlinien.net/ (zuletzt aufgerufen am 15.12.2008)

HEINE, W. (2004): Ernährung vom Säuglings- bis zum Jugendalter. In: Biesalski, H.K. et al. (Hrsg.): Ernährungsmedizin. Stuttgart, New York: 201-211.

HEMPEL, U. et al. (2006): Erste Ergebnisse der KiGGS-Studie zur Gesundheit von Kindern und Jugendlichen in Deutschland. Berlin: Robert Koch-Institut.

HESEKER, H./BEER, S. (2004): Ernährung und ernährungsbezogener Unterricht in der Schule. In: Bundesgesundheitsblatt – Gesundheitsforschung – Gesundheitsschutz 47: 240-245.

HOLFORD, P./COLSON, D. (2008): Optimale Gehirnnahrung für Kinder: Fit im Kopf, fit in der Schule, fit im Leben. Kirchzarten.

HÖLLING, H. et al. (2007): Verhaltensauffälligkeiten bei Kindern und Jugendlichen. Erste Ergebnisse aus dem Kinder- und Jugendgesundheitssurvey. In: Bundesgesundheitsblatt - Gesundheitsforschung - Gesundheitsschutz 50: 784-793.

HURRELMANN, K. (2008): Vorwort. In: Richter, M./Hurrelmann, K./ Klocke, A./Melzer, W./Ravens-Sieberer, U. (Hrsg.): Gesundheit, Ungleichheit und jugendliche Lebenswelten. Ergebnisse der zweiten internationalen Vergleichsstudie im Auftrag der Weltgesundheitsorganisation WHO. Weinheim, München: 5-6.

JAIN A. et al. (2002): How good is the evidence linking breastfeeding and intelligence? In: Pediatrics 109: 1044-1053.

JANICH, N. (2003): Werbesprache. Ein Arbeitsbuch (3., unveränderte Auflage). Tübingen.

JUNGBAUER-GANS, M./KRIWY, P. (2004): Ungleichheit und Gesundheit von Kindern und Jugendlichen. In: Jungbauer-Gans, M./ Kriwy, P. (Hrsg.): Soziale Benachteiligung und Gesundheit bei Kindern und Jugendlichen. Wiesbaden: 9-23.

KAISER, B./KERSTING, M. (2001): Frühstücksverzehr und kognitive Leistungsfähigkeit von Kindern - Eine Auswertung von Literaturbefunden. In: Ernährung im Fokus 1: 5-13.

KAMTSIURIS, P. et al. (2007a): Der Kinder- und Jugendgesundheitssurvey (KiGGS): Stichprobendesign, Response und Nonresponse-Analyse. In: Bundesgesundheitsblatt - Gesundheitsforschung - Gesundheitsschutz 50: 547-556.

KAMTSIURIS, P. et al. (2007b): Prävalenz von somatischen Erkrankungen bei Kindern und Jugendlichen in Deutschland. In: Bundesgesundheitsblatt - Gesundheitsforschung - Gesundheitsschutz 50: 686-700.

KAMTSIURIS, P. et al. (2007c): Inanspruchnahme medizinischer Leistungen. Ergebnisse des Kinder- und Jugendgesundheitssurveys (KiGGS). In: Bundesgesundheitsblatt - Gesundheitsforschung - Gesundheitsschutz 50: 836-850.

Kasper, H. (2004): Ernährungsmedizin und Diätetik. München, Jena.

Kemna, A./Posdorf, C. (2009): Süß, aber bitter. Die Wahrheit über Kindernahrung. In: Bild am Sonntag 56(2): 42-44.

Kersting, M. et al. (1998): Sind Kinderlebensmittel sinnvoll? In: Kinderärztliche Praxis 4: 198-203.

Kersting, M. et al. (2003): Fakten zur Kinderernährung. München: Forschungsinstitut für Kinderernährung.

Kersting, M./Clausen, K. (2008): Empfehlungen für das Mittagessen in Kindertagesstätten und Ganztagsschulen (2., überarbeitete und neu gestaltete Auflage). Dortmund: Forschungsinstitut für Kinderernährung.

Kersting, M./Dohmen, B. (2005): Empfehlungen für die Ernährung von Jugendlichen. Informationen für Multiplikatoren und Eltern. Dortmund: Forschungsinstitut für Kinderernährung.

Kersting, M./Sichert-Mellert, W. (2006): Fastfood bei Kindern - was ist akzeptabel und was nicht? In: Pädiatrie hautnah 1: 10-12.

Kersting-Dürrwächter, G./Mielck, A. (2001): Verletzungen von Vorschulkindern im Landkreis Böblingen - Unfallursachen und Risikogruppen. In: Gesundheitswesen 63: 335-342.

Kiefer, I. et al. (2006): Fit im Kopf für Kinder und Jugendliche: richtig essen, richtig lernen, richtig spielen. Wien.

Kiefer, I. (2007): Schlau geschlemmt. In: Gehirn und Geist 5: 36-43.

Kiefer, I./Zifko, U. (2007): Brainfood. Fit im Kopf durch richtige Ernährung. Wien.

Klein, G. (1973): Die soziale Benachteiligung von Lernbehinderten im Vergleich zu den Hauptschülern. In: Heese, G./Reinartz, A. (Hrsg.): Aktuelle Probleme der Lernbehindertenpädagogik. Berlin: 7-21.

KLEIN, G. (2001): Sozialer Hintergrund und Schullaufbahn von Lernbehinderten/ Förderschülern 1969 und 1997. In: Zeitschrift für Heilpädagogik, 2: 51-61.

KLOCKE, A./LAMPERT, T. (2005). Armut bei Kindern und Jugendlichen (überarbeitete Neuauflage). Gesundheitsberichtserstattung des Bundes, Heft 4. Berlin: Robert Koch-Institut.

KOBI, E.E. (1980): Die Rehabilitation der Lernbehinderten. München, Basel.

KOCH, K. (2004a): Die soziale Lage der Familien von Förderschülern. Teil I: Sozioökonomische Bedingungen. In: Sonderpädagogische Forschung, 49(2): 181-200.

KOCH, K. (2004b): Die soziale Lage der Familien von Förderschülern. Teil II: Sozialisationsbedingungen in Familien von Förderschülern. In: Sonderpädagogische Forschung, 49(4): 411-428.

KOCH, M. (2007): Die Gesundheit unserer Kinder. Was Sie über ihre körperliche und geistige Entwicklung wissen sollten. München.

KORNMANN, R. (1998): Wie ist das zunehmende Schulversagen bei Kindern von Migranten zu erklären und zu beheben? In: Vierteljahresschrift für Heilpädagogik und ihre Nachbargebiete, 67(1): 55-68.

KOULA-JENIK, H. et al. (2006): Leitfaden Ernährungsmedizin. München, Jena.

KROMEYER-HAUSCHILD, K. et al. (2001): Perzentile für den Body-Mass-Index für das Kindes- und Jugendalter unter Heranziehung verschiedener deutscher Stichproben. In: Monatsschrift Kinderheilkunde 149: 807-818.

KÜPPER, C. (2003): Folsäure und Schwangerschaft. Gründung des Arbeitskreises "Folsäure & Gesundheit". In: Ernährungs-Umschau 50: 72-73.

KURTH, B.-M. et al. (2008): Wie geht es unseren Kindern? Ergebnisse aus dem bundesweit repräsentativen Kinder- und Jugendgesundheitssurvey (KiGGS). In: Bertram, H. (Hrsg.) Mittelmaß für Kinder. Der UNICEF-Bericht zur Lage der Kinder in Deutschland. München: 104-126.

KURTH, B.-M./SCHAFFRATH ROSARIO, A. (2007): Die Verbreitung von Übergewicht und Adipositas bei Kindern und Jugendlichen in Deutschland. Ergebnisse des bundesweiten Kinder- und Jugendgesundheitssurveys (KiGGS). In: Bundesgesundheitsblatt - Gesundheitsforschung - Gesundheitsschutz 50: 736-743.

LAMPERT, T. et al. (2007): Beiträge zur Gesundheitsberichtserstattung des Bundes. Armut, soziale Ungleichheit und Gesundheit. Expertise des Robert Koch-Instituts zum 2. Armuts- und Reichtumsbericht der Bundesregierung (geänderter Nachdruck). Berlin: Robert Koch-Institut.

LAMPERT, T./BURGER, M. (2004): Rauchgewohnheiten in Deutschland - Ergebnisse des telefonischen Bundesgesundheitssurveys. In: Gesundheitswesen 66: 511-517.

LAMPERT, T./SCHENK, L. (2004): Gesundheitliche Konsequenzen des Aufwachsens in Armut und sozialer Benachteiligung. Konzeptionelle und analytische Zugänge des bundesweiten Kinder- und Jugendgesundheitssurveys (KiGGS). In: Jungbauer-Gans, M./Kriwy, P. (Hrsg.): Soziale Benachteiligung und Gesundheit bei Kindern und Jugendlichen. Wiesbaden: 57-83.

LAMPERT, T./THAMM, M. (2007): Tabak-, Alkohol- und Drogenkonsum von Jugendlichen in Deutschland. Ergebnisse des Kinder- und Jugendgesundheitssurveys (KiGGS). In: Bundesgesundheitsblatt - Gesundheitsforschung - Gesundheitsschutz 50: 600-608.

LANGE, M. et al. (2007): Messung soziodemographischer Merkmale im Kinder- und Jugendgesundheitssurvey (KiGGS) und ihre Bedeutung am Beispiel der Einschätzung des allgemeinen Gesundheitszustandes. In: Bundesgesundheitsblatt - Gesundheitsforschung - Gesundheitsschutz 50: 578-589.

LAWRENZ, A. (2005): Übergewicht und Adipositas im Kindes- und Jugendalter - medizinische Grundlagen. In: Bjarnason-Wehrens, B./Dordel, S. (Hrsg.): Übergewicht und Adipositas im Kindes- und Jugendalter. Sankt Augustin: 9-21.

LEHMKÜHLER, S./LEONHÄUSER, I.-U. (2001): Gießener Ernährungsstudie über das Ernährungsverhalten von Armutshaushalten. In: Public Health Forum 9(31): 26-28.

LEHRPLAN FÜR DIE BAYERISCHE GRUNDSCHULE (2005, 5. Auflage). München.

LEITZMANN, C. (o.J.): Vegetarische Ernährung - Überblick mit Bewertung. In: Online-Familienhandbuch des Staatsinstituts für Frühpädagogik. http://www.familienhandbuch.de/cmain/f_Aktuelles/a_Ernaehrung/s_419.html. (zuletzt aufgerufen am 16.07.2008)

LOTHROP, H. (2000): Das Stillbuch. München.

MATTHEWS, A. et al. (2005): Werbung und Marketing "ungesunder" Lebensmittel für Kinder in Europa. Ein Bericht über Phase 1 des Projekts "Kinder, Adipositas und damit verbundene vermeidbare chronische Erkrankungen". Brüssel: European Heart Network.

MCCANN et al. (2007): Food additives and hyperactive behaviour in 3-year-old and 8/9-year-old children in the community: a randomised, double-blinded, placebo-controlled trial. In: Lancet 370: 1560-1567.

MENNELLA, J.A. et al. (2001): Prenatal and postnatal flavor learning by human infants. In: Pediatrics 107(6). http://www.pediatrics.org/cgi/content/full/107/6/e88

MENSINK, G.B.M. et al. (2002): Was essen wir heute? Ernährungsverhalten in Deutschland. Beiträge zur Gesundheitsberichterstattung des Bundes. Berlin: Robert Koch-Institut.

MENSINK, G.B.M. (2007): Vielfalt statt Einheitsbrei – das Lebensmittelangebot genau betrachtet. BLL-Konferenz Ernährung, Genuss, Gesundheit. Dbb forum Berlin. http://www.bll.de/download/ernaehrung_bewegung/kongress_ernaehrung.html/vortrag_mensink.pdf (zuletzt aufgerufen am 19.12.2008)

MENSINK, G.B.M./BURGER, M. (2004): Was isst du? Ein Verzehrhäufigkeitsfragebogen für Kinder und Jugendliche. In: Bundesgesundheitsblatt – Gesundheitsforschung – Gesundheitsschutz 47(3): 219-226.

MENSINK, G.BM. et al. (2007a): Ernährungsstudie als KiGGS-Modul (EsKiMo). Forschungsbericht im Auftrag des Bundesministeriums für Ernährung, Landwirtschaft und Verbraucherschutz. Berlin, Paderborn. http://www.bmelv.de/cln_045/nn_885416/SharedDocs/downloads/03-Ernaehrung/EsKiMoStudie,templateId=raw,property=publicationFile.pdf/EsKiMoStud.pdf (zuletzt aufgerufen am 16.01.2009)

MENSINK, G.B.M. et al. (2007b): EsKiMo – Das Ernährungsmodul im Kinder- und Jugendgesundheitssurvey (KiGGS). In: Bundesgesundheitsblatt – Gesundheitsforschung – Gesundheitsschutz 50: 902-908.

MENSINK, G.B.M. et al. (2007c): Lebensmittelverzehr bei Kindern und Jugendlichen in Deutschland. In: Bundesgesundheitsblatt – Gesundheitsforschung – Gesundheitsschutz 50: 609-623.

MENSINK, G.B.M./KURTH, B.-M. (2007): Ernährungsverhalten von Kindern und Jugendlichen mit Migrationshintergrund – KiGGS-Migrantenauswertung. Forschungsbericht im Auftrag des Bundesministeriums für Ernährung, Landwirtschaft und Verbraucherschutz.

METHFESSEL, B. (2002): Körperbeziehung und Ernährungsverhalten bei Mädchen und Jungen – Lehr- und Lernvoraussetzungen in der Ernährungserziehung. In: Methfessel, B.: Essen lehren – Essen lernen. Beiträge zur Diskussion und Praxis der Ernährungsbildung. Hohengehren: 31-76.

MIELCK, A. (2001): Armut und Gesundheit bei Kindern und Jugendlichen: Ergebnisse der sozialepidemiologischen Forschung in Deutschland. In: Klocke, A./Hurrelmann, K. (Hrsg.): Kinder und Jugendliche in Armut (2. Auflage). Wiesbaden: 230-253.

MOLDERINGS, M./EISSING, G. (2006): Evaluation der Elterneinbeziehung in eine gesundheitsförderliche Ernährung von Grundschulkindern. In: Empirische Pädagogik 20(2): 169-186.

MRI/MAX RUBNER-INSTITUT. Bundesforschungsinstitut für Ernährung und Lebensmittel (2008): Die Nationale Verzehrsstudie II. Ergebnisbericht, Teil 2. Die bundesweite Befragung zur Ernährung von Jugendlichen und Erwachsenen. Karlsruhe.

NELLER, K. (2005): Kooperation und Verweigerung: Eine Non-Response-Studie. In: ZUMA-Nachrichten 57: 9-36.

NESTLE, W. (1980): Innere Differenzierung in der Schule für Lernbehinderte. In: Baier, H./Klein, G. (Hrsg.): Die Schule für Lernbehinderte. Berlin: 161-190.

NIESWIODEK-MARTIN, E. (2006): Kinder in der Mediengesellschaft. Fernsehen, Computer und Erziehung (2. Auflage). Holzgerlingen.

OBERWÖHRMANN, S./BETTGE, S. (2007): Gesundheitsberichterstattung Berlin. Spezialbericht 2007-1. Basisdaten zur gesundheitlichen und sozialen Lage von Kindern in Berlin. Ergebnisse auf Basis der Einschulungsuntersuchungen 2005. Berlin: Senatsverwaltung für Gesundheit, Umwelt und Verbraucherschutz.

OEPPER, E. et al. (2007): Motorik-Modul (MoMo) im Rahmen des Kinder- und Jugendgesundheitssurveys (KiGGS). Motorische Leistungsfähigkeit und körperlich sportliche Aktivität von Kindern und Jugendlichen in Deutschland. In: Bundesgesundheitsblatt - Gesundheitsforschung - Gesundheitsschutz 50: 879-888.

PHILIPPS, U. (2004): Evaluation gesundheitsfördernder Maßnahmen bezüglich des Ernährungsverhaltens von Grundschulkindern. Bad Heilbrunn.

PRITZEL, M. (2003): Gehirn und Verhalten. Ein Grundkurs der physiologischen Psychologie. Berlin.

PRZYREMBEL, H. (2002): Säuglingsernährung - mehr als nur Nährstoffzufuhr. In: Kinderärztliche Praxis (Sonderheft "Ernährung: Prävention & Chance"): 16-23.

PSCHYREMBEL (2004): Klinisches Wörterbuch (260., neu bearbeitete Auflage). Berlin.

PUDEL, V. (2000): Essverhalten und Ernährungszustand von Kindern und Jugendlichen - eine Repräsentativerhebung in Deutschland. In: Deutsche Gesellschaft für Ernährung (Hrsg.): Ernährungsbericht 2000. Frankfurt: 115-146.

PUDEL, V./WESTENHÖFER, J. (2003): Ernährungspsychologie. Eine Einführung (3., unveränderte Auflage). Göttingen.

RAHM, S./SCHRÖCK, N. (2007): Schulentwicklung - von verwalteten Schulen zu lernenden Organisationen. In: Apel, H.J./Sacher, W. (Hrsg.): Studienbuch Schulpädagogik (3. Auflage). Regensburg: 155-174.

RAITHEL, J. (2002): Fast-Food-Konsum im Jugendalter. In: Ernährungs-Umschau 49: 344-348.

RAVENS-SIEBERER et al. (2001): Quality of life after in-patient rehabilitation in children with obesity. In: International Journal of Obesity 25(1): 63-65.

RAVENS-SIEBERER, U. et al. (2007): Psychische Gesundheit von Kindern und Jugendlichen in Deutschland. Ergebnisse aus der BELLA-Studie im Kinder- und Jugendgesundheitssurvey (KiGGS). In: Bundesgesundheitsblatt - Gesundheitsforschung - Gesundheitsschutz 50: 871-878.

Ravens-Sieberer, U./Erhart, M. (2008): Die Beziehung zwischen sozialer Ungleichheit und Gesundheit im Kindes- und Jugendalter. In: Richter, M./Hurrelmann, K./Klocke, A./Melzer, W./Ravens-Sieberer, U. (Hrsg.). Gesundheit, Ungleichheit und jugendliche Lebenswelten. Ergebnisse der zweiten internationalen Vergleichsstudie im Auftrag der Weltgesundheitsorganisation WHO. Weinheim: 38-62.

Rekus, J. (2004): Lehrerfortbildung - Lehrerweiterbildung. In: Keck, R.W./Sandfuchs, U./Feige, B. (Hrsg.): Wörterbuch Schulpädagogik - Ein Nachschlagwerk für Studium und Schulpraxis (2., völlig überarbeitete Auflage). Bad Heilbrunn: 263-264.

Rki/Robert Koch-Institut (2007): Ernährung. http://www.rki.de/ch_100/nn_196190/DE/Content/GBM/Auswertungsergebnisse/Gesundheitsverhalten/Ernaehrung/ernaehrung_inhalt.html?_nnn=true (zuletzt aufgerufen am 28.12.2008)

Schenk, L./Knopf, H. (2007): Mundgesundheitsverhalten von Kindern und Jugendlichen in Deutschland. Erste Ergebnisse des Kinder und Jugendgesundheitssurveys (KiGGS). In: Bundesgesundheitsblatt, Gesundheitsforschung, Gesundheitsschutz 50: 653-658.

Schenk, L. et al. (2007): Kinder und Jugendliche mit Migrationshintergrund in Deutschland. Methodische Aspekte im Kinder- und Jugendgesundheitssurvey (KiGGS). In: Bundesgesundheitsblatt - Gesundheitsforschung - Gesundheitsschutz 50: 590-599.

Schenk, L. et al. (2008): Beiträge zur Gesundheitsberichterstattung des Bundes. Kinder- und Jugendgesundheitssurvey (KiGGS) 2003-2006: Kinder und Jugendliche mit Migrationshintergrund in Deutschland. Bericht im Auftrag des Bundesministeriums für Gesundheit. Berlin: Robert Koch-Institut.

Schlack, R. et al. (2007): Die Prävalenz der Aufmerksamkeitsdefizit-/Hyperaktivitätsstörung (ADHS) bei Kindern und Jugendlichen in Deutschland. Erste Ergebnisse aus dem Kinder- und Jugendgesundheitssurvey (KiGGS). In: Bundesgesundheitsblatt - Gesundheitsforschung - Gesundheitsschutz 50: 827-835.

SCHLAUD, M. et al. (2007): Allergische Erkrankungen - Ergebnisse aus dem Kinder- und Jugendgesundheitssurvey (KiGGS). In: Bundesgesundheitsblatt - Gesundheitsforschung - Gesundheitsschutz 50: 701-710.

SCHLOSSER, E. (2002): Fast Food Gesellschaft. Die dunkle Seite von McFood & Co. München.

SCHRÖDER, U. (2005): Lernbehindertenpädagogik. Grundlagen und Perspektiven sonderpädagogischer Lernhilfen (2. Auflage). Stuttgart.

SCHRÖDER, E.-M. (2006): Mein Kind ist zu dick. In: Online Familienhandbuch des Staatsinstituts für Frühpädagogik. http://www.familienhandbuch.de/cmain/f_Aktuelles/a_Ernaehrung/s:1058.html (zuletzt aufgerufen am 16.07.2008)

SCHRÖDER, E.-M. (2007): Ernährung während der Schwangerschaft. In: Online-Familienhandbuch des Staatsinstituts für Frühpädagogik (IFP). http://www.familienhandbuch.de/cmain/f_Aktuelles/a_Ernaehrung/s_1047.html (zuletzt aufgerufen am 16.09.2008)

SCHUBERT, I. et al. (2004): Gesundheit von Kindern und Jugendlichen. Schwerpunktbericht der Gesundheitsberichtserstattung des Bundes. Berlin: Robert Koch-Institut.

SCHULVERPFLEGUNG/FACHMAGAZIN FÜR PROFESSIONELLE VERPFLEGUNG IN SCHULEN (2008). Ausgabe 4. Offenbach.

SCHULZ, C. et al. (2007): Kinder-Umwelt-Survey (KUS) im Rahmen des Kinder- und Jugendgesundheitssurveys (KiGGS). Erste Ergebnisse. In: Bundesgesundheitsblatt - Gesundheitsforschung - Gesundheitsschutz 50: 889-894.

SEKRETARIAT DER STÄNDIGEN KONFERENZ DER KULTUSMINISTER DER LÄNDER IN DER BUNDESREPUBLIK DEUTSCHLAND (2004): Bericht über die allgemein bildenden Schulen in Ganztagsform in den Ländern der Bundesrepublik Deutschland - Schuljahr 2002/03. Bonn. http://www.ganztagsschulen.org/_downloads/GTS-Bericht-2002.pdf (zuletzt aufgerufen am 15.01.2009)

SPITZER, M. (2006): Vorsicht Bildschirm! Elektronische Medien, Gehirnentwicklung, Gesundheit und Gesellschaft (2. Auflage). München.

SPITZER, M. (2007): Lernen. Gehirnforschung und die Schule des Lebens. Berlin, Heidelberg.

STAATSINSTITUTS FÜR SCHULQUALITÄT UND BILDUNGSFORSCHUNG MÜNCHEN: Lehrpläne. http://www.isb.bayern.de/isb/index.asp?QNav=4 (zuletzt aufgerufen am 15.12.2008)

STMUGV/BAYERISCHES STAATSMINISTERIUM FÜR UMWELT, GESUNDHEIT UND VERBRAUCHERSCHUTZ (2007): Empfehlungen zur Schulverpflegung. http://stmuk.bayern.de/imperia/md/content/pdf/aufgaben/schulverpflegung.pdf (zuletzt aufgerufen am 15.11.2008)

STMUGV/BAYERISCHES STAATSMINISTERIUM FÜR UMWELT, GESUNDHEIT UND VERBRAUCHERSCHUTZ (o.J.): Materialien zur Ernährungserziehung. http://www.grundschulernaehrung.bayern.de/default.htm (zuletzt aufgerufen am 8.01.2009)

STÖTZNER, H.E. (1963): Schulen für schwachbefähigte Kinder. Erster Entwurf zur Begründung derselben. Beschel, E./Heese, G. (Hrsg.), vollständiger Nachdruck der Originalausgabe von 1864. Berlin.

STROTKAMP, U. (2002): Lebensweltorientierung als Chance in der schulischen Ernährungserziehung. Überlegungen und Voraussetzungen zum neuen Lehrplan in der Hauptschule. In: Methfessel, B. (Hrsg.): Essen lehren - Essen lernen. Beiträge zur Diskussion und Praxis der Ernährungsbildung (3. unveränderte Auflage). Hohengehren: 183-195.

SÜDDEUTSCHE.DE (2007): Mars, Twix & Co. Wider die dicken Kinder. http://www.sueddeutsche.de/wirtschaft/artikel/773/100673/article.html. (zuletzt aufgerufen am 16.07.2008)

THAMM, M. et al. (2007): Jodversorgung in Deutschland. Ergebnisse des Jodmonitorings im Kinder- und Jugendgesundheitssurvey (KiGGS). In: Bundesgesundheitsblatt - Gesundheitsforschung - Gesundheitsschutz 50: 744-749.

THORBRIETZ, P. (2002): Kursbuch gesunde Kinderernährung. München.

VERNOOIJ, M.A. (2001): Elternarbeit. In: Kaller, P. (Hrsg.): Lexikon Sozialarbeit, Sozialpädagogik, Sozialrecht. Wiebelsheim: 103.

VERNOOIJ, M.A. (2007): Einführung in die Heil- und Sonderpädagogik. Theoretische und praktische Grundlagen der Arbeit mit beeinträchtigten Menschen (8., überarbeitete und erweiterte Auflage). Wiebelsheim.

VERNOOIJ, M.A. (2008): Essstörungen. In: Gasteiger-Klicpera, B./Julius, H./Klicpera, Chr. (Hrsg.): Sonderpädagogik der sozialen und emotionalen Entwicklung. Göttingen u.a.: 291-304.

VON BETTERAY, C. (2006): Lern-Vitamine. Besser lernen durch gesunde Ernährung. Berlin.

VON KRIESS, R. et al. (1999): Breast feeding and obesity: cross sectional study. In: British Medical Journal 319: 147-150.

VON KRIESS, R. et al. (2002): Maternal smoking during pregnancy and childhood obesity. In: American Journal of Epidemiology 156: 954-961.

VON KRIESS, R./TOSCHKE, A.M. (2004): Perinatale Einflüsse auf das Adipositasrisiko. In: Monatsschrift Kinderheilkunde 152: 843-848.

VZBV/VERBRAUCHERZENTRALE BUNDESVERBAND (2003): Kinder und Werbung: Kinder sind mehr als Käufer. Pressemitteilungen. http://www.vzbv.de/go/presse/303/&PRINT=TRUE" (zuletzt aufgerufen am 16.01.2009)

VZBV/VERBRAUCHERZENTRALE BUNDESVERBAND e.V. (2007): Essen und Trinken in Schulen. Positionen und Forderungen der Verbraucherzentralen und des Verbraucherzentrale Bundesverbandes. Berlin. http://frankfood.net/images/Positionspapierevzbv.pdf (zuletzt aufgerufen am 15.12.2008)

WABITSCH, M. (2004): Adipositas bei Kindern und Jugendlichen in Deutschland. Ausmaß der Gesundheitsstörung - Leitlinien für Diagnostik und Therapie. In: Monatsschrift Kinderheilkunde 152: 832-833.

WAHRBURG, U. (2003): Anders essen - aber wie? Wege und Irrwege durch den Diätendschungel. München.

WASKOW, F./MÜHLENZ, I. (2002): Kinderernährung. Köln: KATALYSE Institut für angewandte Umweltforschung.

WEBER, E. et al. (2008): Prävalenz und Einflussfaktoren von Übergewicht und Adipositas bei Einschulungskindern. Eine Untersuchung in Augsburg. In: Deutsches Ärzteblatt 105 (51-52): 883-889.

WEISS, H. (1996): Eltern und Fachleute: Zwei unterschiedliche Wirklichkeiten und ihre Bedeutung für die Zusammenarbeit in der Erziehung und Therapie behinderter Kinder. In: Gemeinsam leben 1(4): 4-9.

WEISS, H. (2003): Begegnung mit dem "Fremden": Zur Arbeit mit Familien in Armut und Benachteiligung. In: Wilken, U./Jeltsch-Schudel, B. (Hrsg.): Eltern behinderter Kinder - Empowerment, Kooperation, Beratung. Stuttgart: 117-131.

WERNING, R./LÜTJE-KLOSE, B. (2006): Einführung in die Pädagogik bei Lernbeeinträchtigungen (2., überarbeitete Auflage). München.

WEST, Z. (2007): Das Beste für Ihr Baby. Wie sie während der Schwangerschaft optimal für Ihr Kind sorgen. München.

WESNES, K.A. (2003): Breakfast reduces declines in attention and memory over the morning in schoolchildren. In: Appetite 41: 329-331.

WHITAKER, R. et al. (1997): Predicting obesity in young aduldhood from childhood and parental obesity. In: The New England Journal of Medicine 337(13): 869-873.

WHO/WORLD HEALTH ORGANIZATION (2004): IOTF-Childhood Obesity Report. http://www.iotf.org/media/IOTFmay28.pdf (zuletzt aufgerufen am 21.12.2008)

WILKINSON, L. (2002): Chewing gum selectively improves aspects of memory in healthy volunteers. In: Appetite 38: 235-236.

WIRTH, A. (1998): Adipositas-Fibel. Berlin, Heidelberg.

ZAW/ZENTRALVERBAND DER DEUTSCHEN WERBEWIRTSCHAFT (Hrsg.) (2008): Kinder, Werbung und Ernährung. Fakten zum gesellschaftlichen Diskurs. Berlin.

Abkürzungsverzeichnis

ADHS	Aufmerksamkeitsdefizit-/Hyperaktivitätsstörung
BeKi	Landesinitiative bewusste Kinderernährung
BfR	Bundesinstitut für Risikobewertung
BMBF	Bundesministerium für Bildung und Forschung
BMELV	Bundesministerium für Ernährung, Landwirtschaft und Verbraucherschutz
BMG	Bundesministerium für Gesundheit
BMI	Body-Mass-Index
BZgA	Bundeszentrale für gesundheitliche Aufklärung
bzw.	beziehungsweise
DGE	Deutsche Gesellschaft für Ernährung
d.h.	das heißt
DSM-IV	diagnostisches und statistisches Manual psychischer Störungen
e.V.	eingetragener Verein
EL	Esslöffel
EsKiMo	Ernährungsstudie als KiGGS-Modul
et al.	und andere
etc.	und so fort
f.	folgende
ff.	fortfolgende
FKE	Forschungsinstitut für Kinderernährung
HA	Hyperallergen
HBSC	Health Behaviour in school-aged children
HKS	Hyperkinetische Störung
ICD-10	Internationale Klassifikation der Krankheiten (10. Revision)

i.d.R	in der Regel
Kap.	Kapitel
kcal.	Kilokalorien
KiGGS	Kinder- und Jugendgesundheitssurvey
KiTa	Kindertagesstätte
KMK	Kultusministerkonferenz
KUS	Kinder-Umwelt-Survey
MH	Migrationshintergrund
MoMo	Motorik-Modul der KiGGS-Studie
MRI	Max Rubner-Institut
NRW	Nordrhein-Westphalen
NVS II	Nationale Verzehrsstudie II
o.J.	ohne Jahr
optimiX	optimierte Mischkost des Forschungsinstituts für Kinderernährung
QNAs	Qualitätsneutrale Ausfälle
REVIS	Reform der Ernährungs- und Verbraucherbildung
RKI	Robert Koch-Institut
Stck.	Stück
StMUGV	Bayerisches Staatsministerium für Umwelt, Gesundheit und Verbraucherschutz
TL	Teelöffel
u.a.	unter anderem
u.Ä	und Ähnliches
usw.	und so weiter
u.U.	unter Umständen
vgl.	vergleiche
VZBV	Verbraucherzentrale Bundesverband

WHO	Weltgesundheitsorganisation
ZAW	Zentralverband der deutschen Werbewirtschaft
z.B.	zum Beispiel
zit.	zitiert

Anhang

A1: Prozentanteile der Kinder und Jugendlichen, die die optimiX-Empfehlungen des FKE erreichen

Anteil der Empfehlungen	Süßwaren, Knabberartikel, Limonade	Fleisch	Getränke	Milchprodukte	Eier	Fisch	Obst	Fett	Gemüse	Kohlenhydratreiche Lebensmittel*
6- bis 11-jährige Jungen										
< 25 %	< 1	3	1	5	39	67	25	21	29	2
25 % bis < 50 %	1	6	5	13	10	1	23	39	37	38
50 % bis <100 %	6	20	43	39	14	3	37	33	29	55
> = 100 %	93	72	51	44	37	29	15	7	6	5
6- bis 11-jährige Mädchen										
< 25 %	< 1	7	0,3	8	44	69	24	26	29	3
25 % bis < 50 %	1	9	8	18	11	1	22	40	29	45
50 % bis < 100 %	9	20	51	37	11	1	35	29	35	50
> = 100 %	90	64	41	37	34	29	19	5	7	2
12- bis 17-jährige Jungen										
< 25 %	1	1	< 1	5	9	39	32	4	15	2
25 % bis < 50 %	2	2	2	13	11	13	27	15	33	28
50 % bis < 100 %	10	11	19	33	28	20	25	38	34	61
> = 100 %	87	86	79	49	52	28	16	43	18	10
12- bis 17-jährige Mächen										
< 25 %	2	7	1	6	13	43	22	7	10	3
25 % bis < 50 %	3	6	3	17	19	17	24	20	27	35
50 % bis < 100 %	15	24	24	34	34	19	29	44	34	58
> = 100 %	79	63	73	43	34	21	25	28	29	5

* Brot, Getreide (-flocken), Kartoffeln, Nudeln, Reis u.a. Getreide

Quelle: Mensink et al. 2007a, 124

A2: Altersgemäße Empfehlungen zur Lebensmittelverzehrmenge in der Optimierten Mischkost „optimiX"

Alter (Jahre)		**1**	**2-3**	**4-6**	**7-9**	**10-12**	**13-14**	**15-18**
Geschlecht		alle	alle	alle	alle	alle	Mädchen/Jungen	Mädchen/Jungen
Gesamtenergie	kcal/Tag	950	1100	1450	1800	2150	2200 / 2700	2500 / 3100
reichlich								
Getränke	ml/Tag	600	700	800	900	1000	1200 / 1300	1400 / 1500
Brot, Getreide (-flocken)	g/Tag	80	120	170	200	250	250 / 300	280 / 300
Kartoffeln o. Nudeln, Reis, etc.	g/Tag	120	140	180	220	270	270 / 330	300 / 350
Gemüse	g/Tag	120	150	200	220	250	260 / 300	300 / 350
Obst	g/Tag	120	150	200	220	250	260 / 300	300 / 350
mäßig								
Milch, Milchprodukte	ml (g)/Tag	300	330	350	400	420	425 / 450	450 / 500
Fleisch, Wurst	g/Tag	30	35	40	50	60	65 / 75	75 / 85
Eier	Stck./Woche	1-2	1-2	2	2	2-3	2-3	2-3
Fisch	g/Woche	25	35	50	75	90	100 / 100	100 / 100
sparsam								
Öl, Margarine, Butter	g/Tag	15	20	25	30	35	35 / 40	40 / 45
Süßwaren, Knabberartikel, gesüßte Getränke *	**maximal** kcal/Tag	100	110	150	180	220	220 / 270	250 / 310

* max. 10 % der Gesamtenergie

zur Orientierung: Je 100 kcal sind beispielsweise. enthalten in 1 Kugel Eis; in 45 g Obstkuchen; in 4 Butterkeksen; in 4 EL Flakes; in 4 TL Zucker; in 2 EL Marmelade; in 30 g Fruchtgummi; in 20 g Schokolade; in 200 ml Limonade.

Quelle: Alexy et al. (2008, 7)

A3: Kontaktadressen

5 am Tag e.V.:

Käfertaler Str. 190
68167 Mannheim
Tel.: 0621/33 84 01 14
info@5amtag.de
www.5amtag-schule.de

Adipositas Stiftung Deutschland:

Friedensallee 30
63263 Neu-Isenburg
Tel.: 06102/71 57 0
kontakt@adipositas-stiftung.com
www.adipositas-stiftung.org

aid – Infodienst Verbraucherschutz, Ernährung, Landwirtschaft e.V.:

Heilsbachstraße 16
53123 Bonn
Tel.: 0228/84 99 0
aid@aid.de
www.aid.de

AOK – Die Gesundheitskasse (Bayern):

Carl-Wery-Straße 28
81739 München (Zentrale)
Tel.: 0911/21 86 72
www.aok.de

Bundesinstitut für Risikobewertung (BfR) (ehemals Nationale Stillkommission):

Thielallee 88-92
14195 Berlin
Tel.: 030/84 12-0
poststelle@bfr.de
www.bfr.de

Bundesministerium für Ernährung, Landwirtschaft und Verbraucherschutz:

Rochusstraße 1
53123 Bonn
Tel.: 0228/529-0 oder 01888/529-0
poststelle@bmvel.bund.de

Bundeszentrale für gesundheitliche Aufklärung (BZgA):

Ostmerheimer Str. 220
51109 Köln
Tel.: 0221/89 92-0
poststelle@bzga.de
www.bzga.de

Deutsche Gesellschaft für Ernährung e.V. (DGE):

Godesberger Allee 18
53175 Bonn
Tel.: 0228/37 76 - 600
webmaster@dge.de
www.dge.de

DGE-Medienservice:

Birkenmaarstr. 8
53340 Meckenheim
Tel.: 0228/90 92 62 6
info@dge-medienservice.de

Forschungsinstitut für Kinderernährung (FKE):

Heinstück 11
44225 Dortmund
Tel.: 0231/79 22 10 - 0
fke@fke-do.de
www.fke-do.de

KATALYSE Institut für angewandte Umweltforschung e.V.:

Volksgartenstr. 34
50677 Köln
Tel.: 0221/ 94 40 48 0
info@katalyse.de
www.katalyse.de

Max Rubner Institut (MRI) (Nationale Verzehrsstudie II):

Haid-und-Neu-Str. 9
76131 Karlsruhe
Tel.: 0721/66 25 - 267
nvs.karlsruhe@bfel.de

Mc Donald's Deutschland Inc.:

Drygalski-Allee 51
81477 München
Tel.: 089/78 59 44 79
info@mcdonalds.de
www.mcdonalds.de

Robert Koch Institut (RKI):

Nordufer 20
13353 Berlin
Tel.: 030/1875 4 - 0
www.rki.de

Statistisches Bundesamt:

Gustav-Stresemann-Ring 11
65189 Wiesbaden
Tel.: 0611/75-1
poststelle@destatis.de
www.destatis.de

Verbraucherzentrale Bundesverband e.V. (VZBV):

Markgrafenstr. 66
10969 Berlin
Tel.: 030/25 800-0
info@vzbv.de
www.vzbv.de
Fachbereich 3 (Gesundheit/Ernährung): gesundheit@vzbv.de

FSC
www.fsc.org
MIX
Papier | Fördert gute Waldnutzung
FSC® C083411

Kolibri 360 GmbH
Ferdinand-Jühlke-Straße 7
99095 Erfurt, Deutschland
produktsicherheit@kolibri360.de